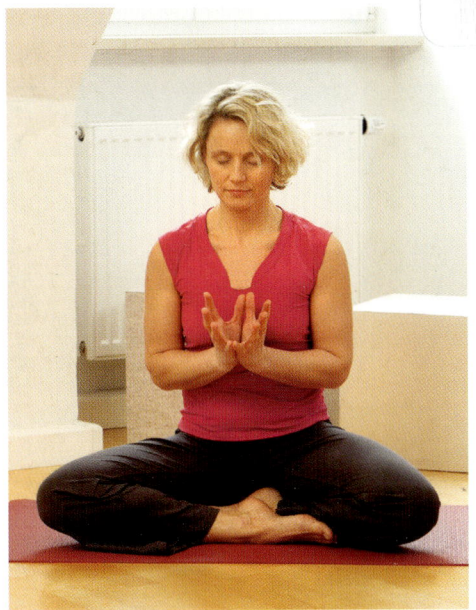

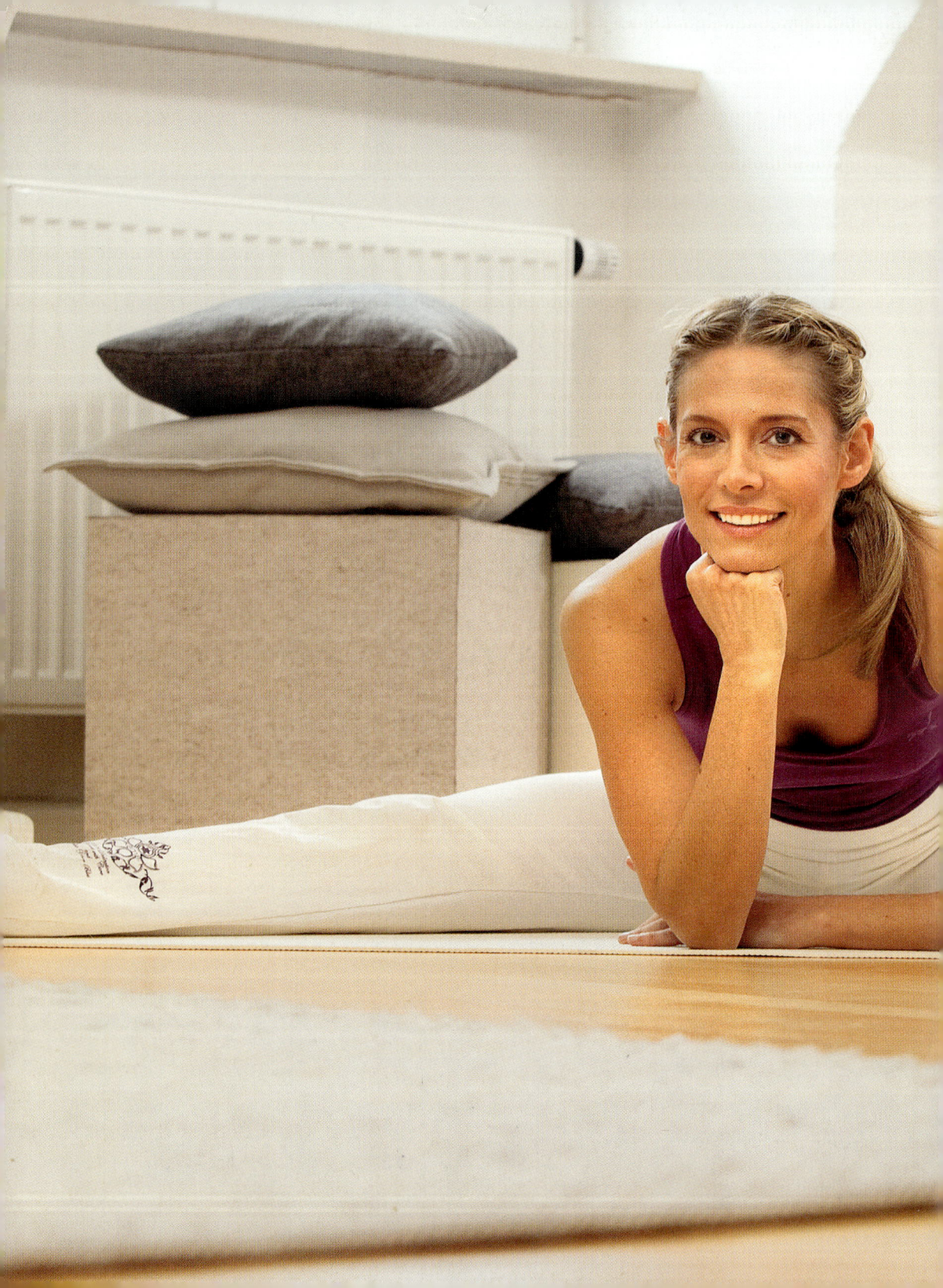

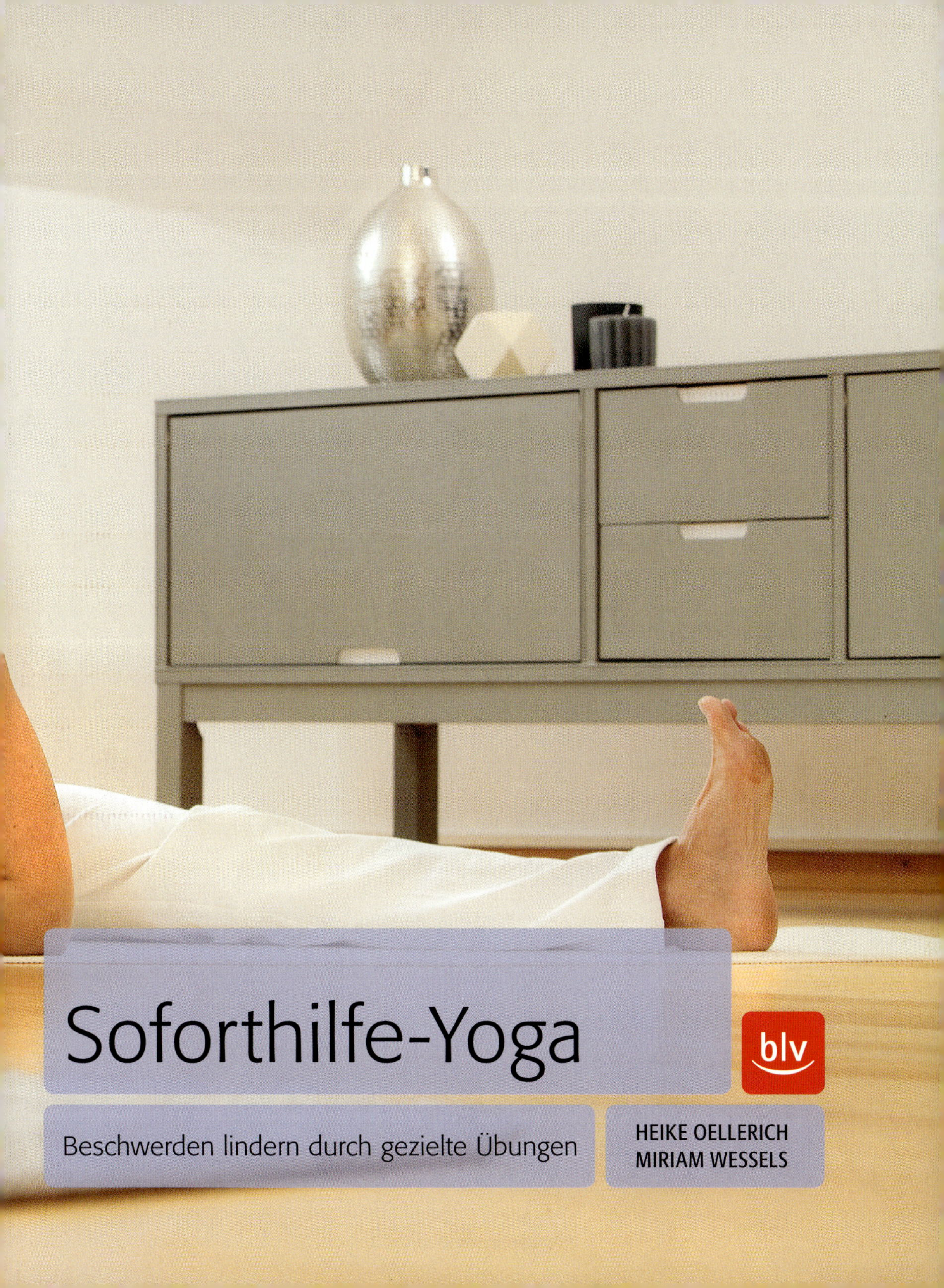

Soforthilfe-Yoga

Beschwerden lindern durch gezielte Übungen

HEIKE OELLERICH
MIRIAM WESSELS

blv

Was Sie in diesem Buch finden

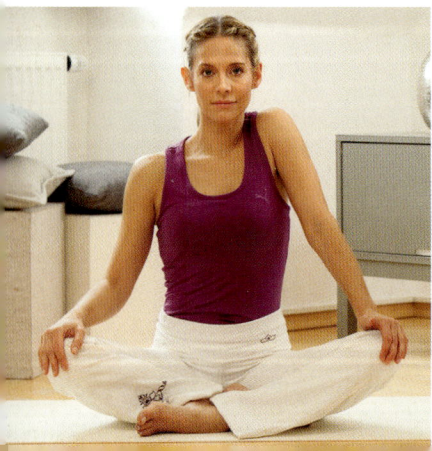
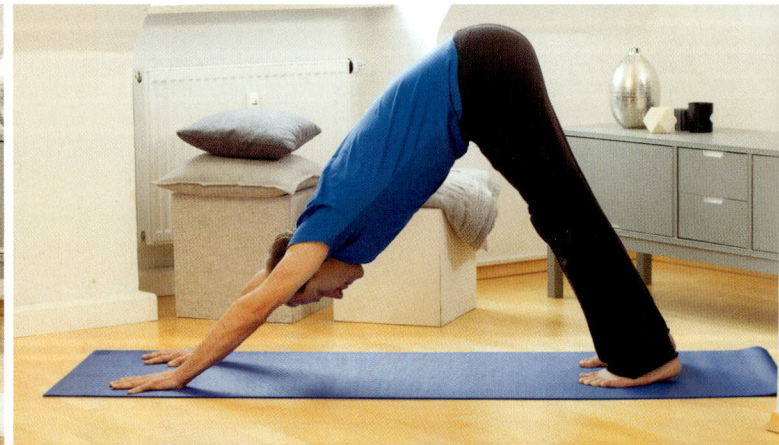

Körperliche Symptome 87

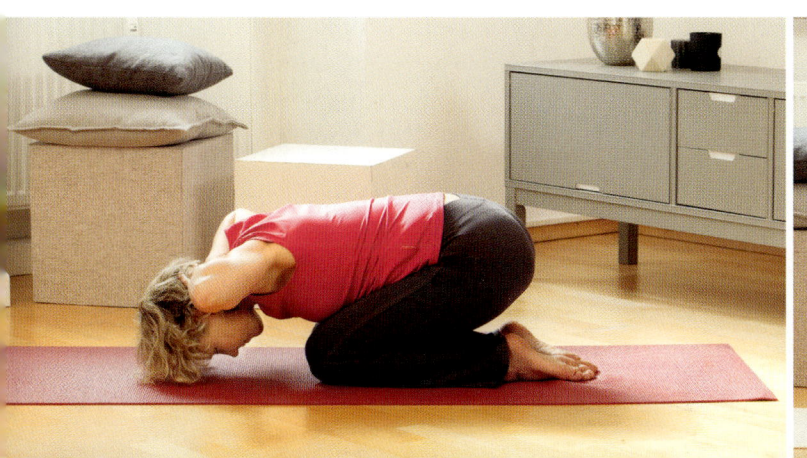
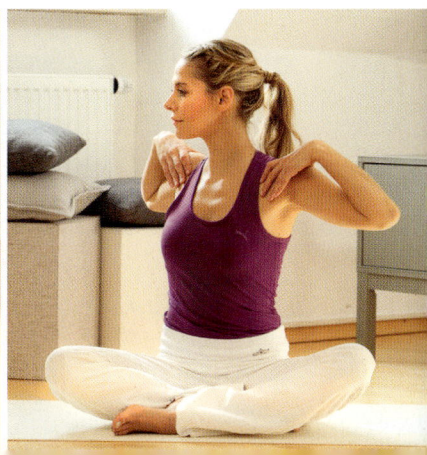

Vorwort

Yoga tut gut! Diese Erkenntnis ist inzwischen kein Geheimtipp mehr. Rund 5 Millionen Deutsche, unabhängig von Beruf, Alter und sozialem Umfeld, rollen mittlerweile ihre Yogamatten aus und zunehmend mehr Ärzte und Patienten richten ihren Blick bei der Therapiewahl auf die Heilkraft von Yoga.

Auch immer mehr Wissenschaftler beschäftigen sich mit dem Phänomen »Yoga« und damit, seine Wirkungsweisen zu erforschen. Die grundsätzlich positive Wirkung von Yoga auf den Allgemeinzustand ist bereits als bewiesen anzusehen.

Was ist das Besondere an Yoga?

In der Yogalehre wird Gesundheit nicht als Zustand, sondern als Gleichgewicht verstanden, das fortwährend ausbalanciert werden sollte. Außerdem gilt es ganzheitlich, also sowohl körperlich als auch geistig gesund zu werden beziehungsweise zu bleiben. Yoga beinhaltet Körperübungen (Asanas), die mit einer meditativen Geisthaltung gekoppelt werden. Spezielle Atemübungen, die es in dieser Variation und Ausführung nur im Yoga gibt, schulen zusätzlich gleichzeitig Körper und Geist. Yoga lenkt so die Aufmerksamkeit auf das eigene Ich. Diese neu oder wieder erlernte Selbstwahrnehmung ermöglicht das genaue Hineinhorchen in den eigenen Körper, auf die eigenen Emotionen und Bedürfnisse. Wer im Reinen mit sich selbst lebt, schafft eine Harmonie in seinem Organismus, die den Anforderungen des Lebens standhalten kann.

Der Reiz im Yoga liegt in der Vielseitigkeit des Denkens. Es befriedigt das Bedürfnis nach Ruhe und erleichtert deren Integration in einen modernen Alltag. Die erfolgreiche Yoga-Therapie verbindet alten Erfahrungsschatz und traditionell überlieferte Techniken mit aktuellen Erkenntnissen und dem Wissen aus modernen Forschungsergebnissen und erzielt so bestmögliche Heilungschancen.

Wissenschaftliche Studien belegen mittlerweile, dass Yoga nicht nur Gesunde in ihrer Vitalität stabilisiert, sondern auch Kranke in ihrem Gesundungsprozess unterstützt. Besonders bei Zivilisationskrankheiten werden gute Ergebnisse erzielt: das Immunsystem setzt sich erfolgreicher gegen Bakterien und Viren durch, Blutwerte verbessern sich, Muskeln entspannen, Sehnen und Bänder werden geschmeidiger. Besonders das Meditative in den Yogaübungen hat einen harmonisierenden Einfluss auf das Gehirn, gleicht über die Hypophyse, den Thalamus und den Hypothalamus den Stoffwechsel und dadurch den Hormonhaushalt aus und beruhigt das Nervensystem.

Während die Schulmedizin eher für akute Erkrankungen von Wichtigkeit ist, kann Yoga in der Prävention, der Heilung und der Rehabilitation nachhaltig sinnvoll eingesetzt werden. In der Behandlung von Krankheiten wird der gleichzeitige Einsatz von Yoga als wertvolle Ergänzung zur Schulmedizin gesehen. Dies wird bereits erfolgreich in der Therapie von Erkrankungen wie Rücken- und Kopfbeschwerden, Depression und Burn-Out angewendet und von den Krankenkassen bezuschusst oder sogar ganz übernommen.

Dieses Buch geht nun einen Schritt weiter und spezialisiert das yogische Wissen unter Zuhilfenahme der Meridianlehre auf bestimmte Krankheitsbilder und deren Symptome. So wird es möglich, ein Symptom gezielt zu behandeln und die jeweiligen Wirkungsweisen nachvollziehbar zu benennen. Das Phänomen »Yoga« wird konkret und widerlegt die Theorie, die Wirkung von Yoga beruhe auf einem Placeboeffekt.

Während das Ziel von klassischem Yoga in der persönlichen Vervollständigung liegt, behandelt die Yoga-Therapie den Einzelnen in seinem Wunsch, die Symptome und sein Leid zu verringern. Aber auch darin, ihn so zu stärken, dass ein Anstoß zur individuellen Selbstheilung gegeben werden kann, um die Wurzel des Problems zu beseitigen. Die empfohlenen Übungen sind als wirksame Werkzeuge anzusehen. So ist in der Yoga-Therapie für den Ausführenden kein Yoga-Vorwissen nötig und auch die Auseinandersetzung mit der Yoga-Philosophie nur zweitrangig. Vielleicht ist es aber eine Anregung, sich mit seiner Lebensweise einmal kritisch auseinanderzusetzen und tiefer in die Yoga-Welt einzusteigen.

Über die konkrete Hilfe der einzelnen Übungen hinaus, ist auch eine Einbettung der Übungen

in Übungsreihen (Sets) möglich. Das fördert nachhaltig Körperbewusstsein und Fitness, Koordination und die Fähigkeit zur Entspannung und damit eine Steigerung der Lebensqualität.

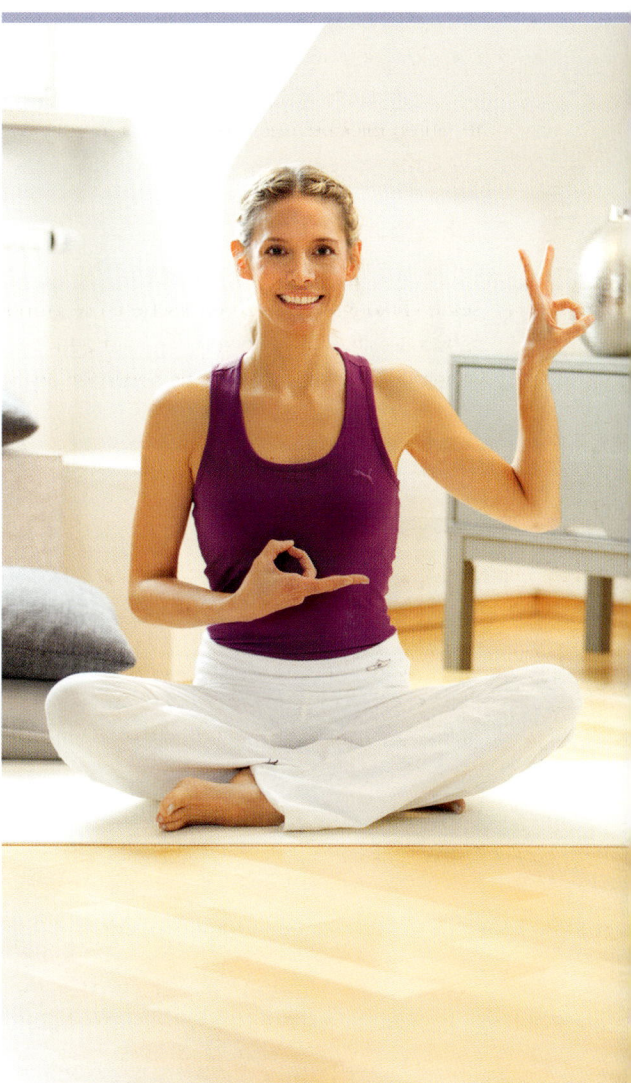

Yoga vereinigt Körper, Geist und Seele und steigert die Lebensqualität.

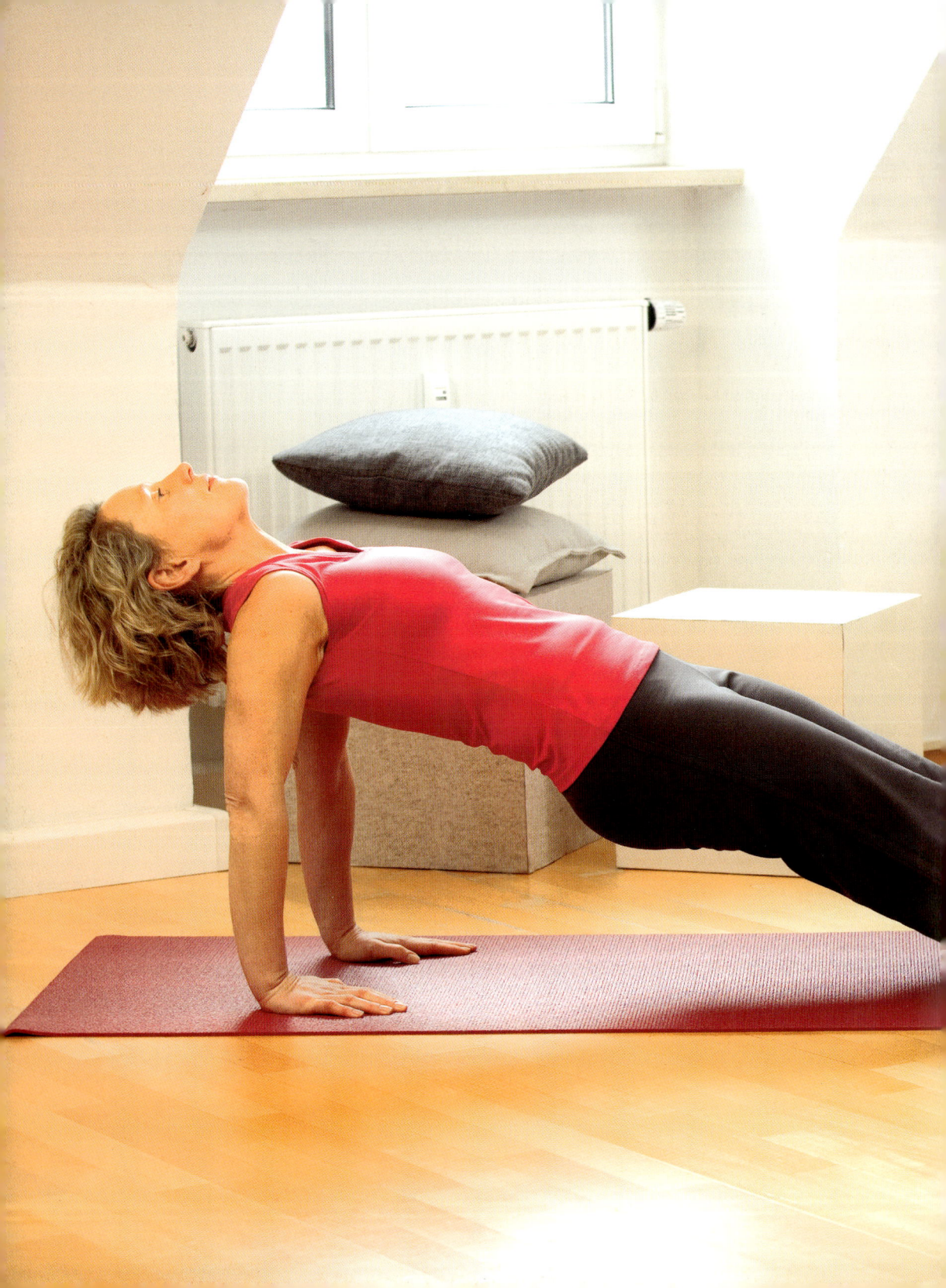

Yoga-Grundlagen

In diesem Kapitel erfahren Sie, wie Sie das Heilpotenzial der Yogaübungen durch eine gute Ausgangshaltung vorbereiten, durch die richtige Atemtechnik unterstützen und durch die Einbettung in eine Set-Struktur optimieren können.

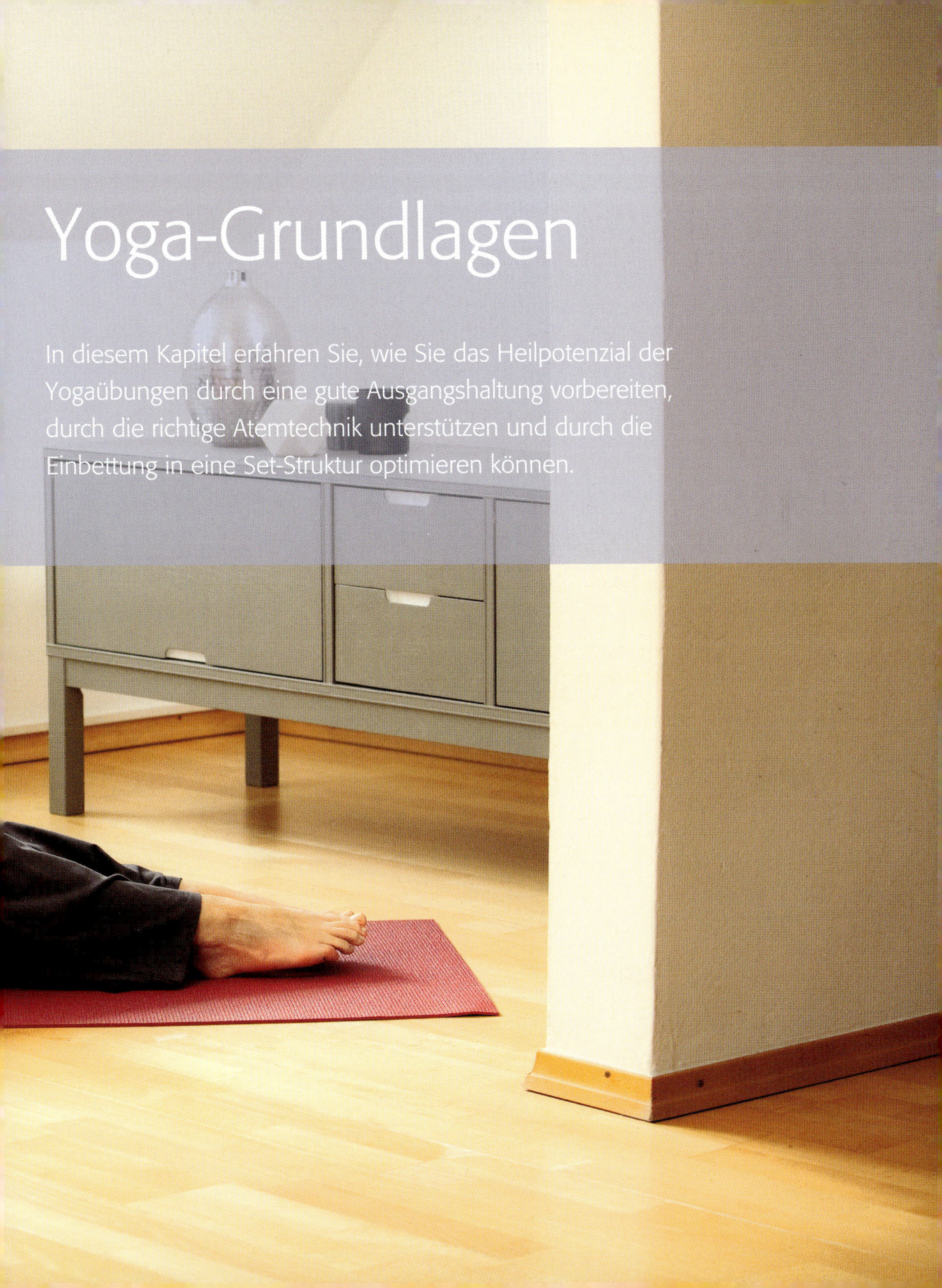

Yoga und seine Heilkraft

Das therapeutische Potenzial des Yoga liegt in der Verbindung von Körper, Geist und Seele. Krankheit bedeutet, dass auf mindestens einer dieser Ebenen eine Störung vorliegt, welche auch das Gesamtgefüge beeinträchtigt. Durch Yogaübungen (Asanas) werden bestimmte Bereiche des Körpers, wie zum Beispiel die Muskeln, Reflexpunkte und Meridiane, gezielt angesprochen. Gleichzeitig findet durch die bewusste Atemführung ein Ausgleich im gesamten Organismus statt.

Kurze Ruhephasen nach einzelnen Übungen bieten Raum, um nachzuspüren und die Übung für sich selbst zu bewerten. Dadurch ist eine individuelle Abstimmung, was den Einsatz und die Länge der Übung betrifft, gut zu praktizieren.

Insgesamt kann man die innere und äußere Wahrnehmung seines Körpers durch Yoga verbessern. Man gibt dem eigenen Befinden mehr Aufmerksamkeit, lernt, sich gezielt zu helfen, und geht in der Folge fürsorglicher mit sich selbst um.

Forscher sind sich einig, dass Yoga der körperlichen Entspannung und dem mentalen und emotionalen Ausgleich dient. Da die Zusammenhänge zwischen dem Abbau von Stress und einem positiven Effekt auf das Immunsystem als erwiesen gelten, setzen zahlreiche Therapiezentren Yoga bereits als Behandlungsmethode ein. Studien belegen, dass meditative Übungen – wie im Yoga – für

deutlich mehr Abwehrkräfte sorgen und den Körper schützen.

Die in den Kapiteln »Mentale Symptome« und »Körperliche Symptome« vorgestellten Yogaübungen können Sie wie folgt nutzen:

- passen Sie dabei immer die Anstrengung Ihrem Allgemeinzustand an
- jede Übung einzeln zum gezielten therapeutischen Einsatz ausführen
- SOS-Übungen bei akuten Beschwerden nutzen
- mehrere Übungen zu einem Set verbinden
- eine oder mehrere Übungen in ein klassisches Yogasetting einbetten

Meridiane

sind feinstoffliche Kanäle, die den Körper mit Lebensenergie versorgen. Die zwölf Hauptmeridiane (sechs Yang-, sechs Yin-Meridiane) sind jeweils an ein Organ/Organsystem gekoppelt. Die beiden übergeordneten Meridiane (Diener- und Lenkergefäß) gleichen die Yang- bzw. Yin-Meridiane aus. Krankheiten bringen das Leitsystem ins Stocken. Durch Weiten/Dehnen kann ein Meridianverlauf wieder durchlässiger werden und die Lebensenergie ungehindert fließen.

Akupunkturpunkte

sind Reizpunkte, die in der Regel auf den Meridianen liegen. Durch sie kann auf den Menschen als Gesamtheit, also auf Körper, Geist und Seele, eingewirkt werden.

Akupressur

meint das Drücken beziehungsweise Klopfen auf Akupunkturpunkte. Dadurch entstehen heilende Impulse, die über die Meridiane und das Nervensystem auf das entsprechende Gewebe und die Organe Einfluss nehmen und durch die Ausschüttung von Endorphinen eine schmerzlindernde Wirkung haben.

Mudras

sind Handgesten, die bestimmte Reizpunkte (wie Endpunkte der Meridiane und Reflexpunkte) in den Händen und Fingern stimulieren, die wiederum über Sensoren die Hirntätigkeit positiv beeinflussen.

Kinesiologie

beruht auf der Annahme, dass sich gesundheitliche Störungen als Schwäche bestimmter Muskeln zeigen. So geht man davon aus, dass zu jedem Meridian jeweils ein bestimmter Muskel (Testmuskel) gehört.

Testmuskeln

bilden ein körpereigenes Rückmeldesystem (Biofeedback), mit dem es möglich ist, festzustellen, ob das Energieniveau im Meridian ausgeglichen ist. Durch Techniken zur Stärkung dieser Muskeln bewirkt man eine verbesserte Durchlässigkeit im Meridianverlauf.

Spinalnervensystem

besteht aus Nerven, die paarig aus dem Rückenmark entspringen und bestimmten Körperbereichen zugeordnet werden können. Sie sind Teil des peripheren Nervensystems, welches die Befehle des Gehirns (zentrales Nervensystem) an die Muskulatur weiterleitet.

Organzuordnung

bedeutet, dass bei einigen Krankheitssymptomen bestimmte Organe besonders belastet sind. Eine mechanische Massage des Organs regt dessen Durchblutung an und fördert seine Funktion.

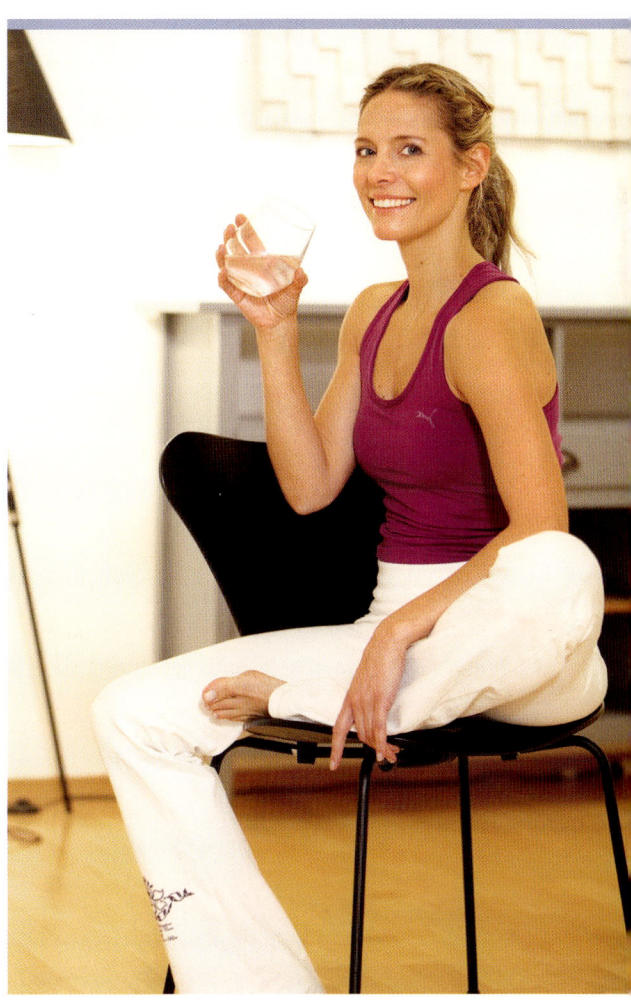

Gönnen Sie sich regelmäßig einen Moment zum Innehalten, genießen Sie bewusst den Augenblick und spüren Sie nach.

Die 14 Meridiane

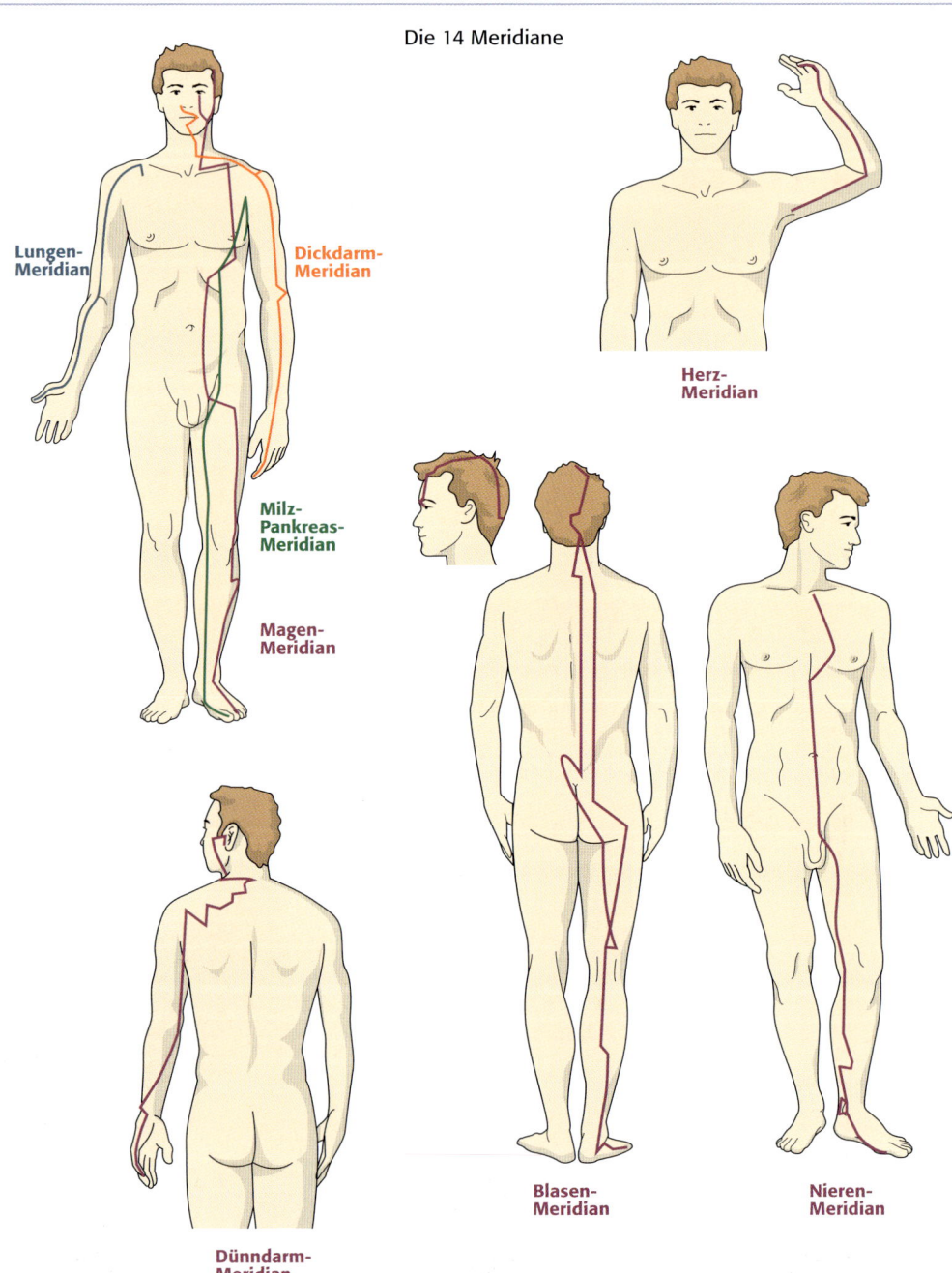

Lungen-
Meridian

Dickdarm-
Meridian

Milz-
Pankreas-
Meridian

Magen-
Meridian

Herz-
Meridian

Dünndarm-
Meridian

Blasen-
Meridian

Nieren-
Meridian

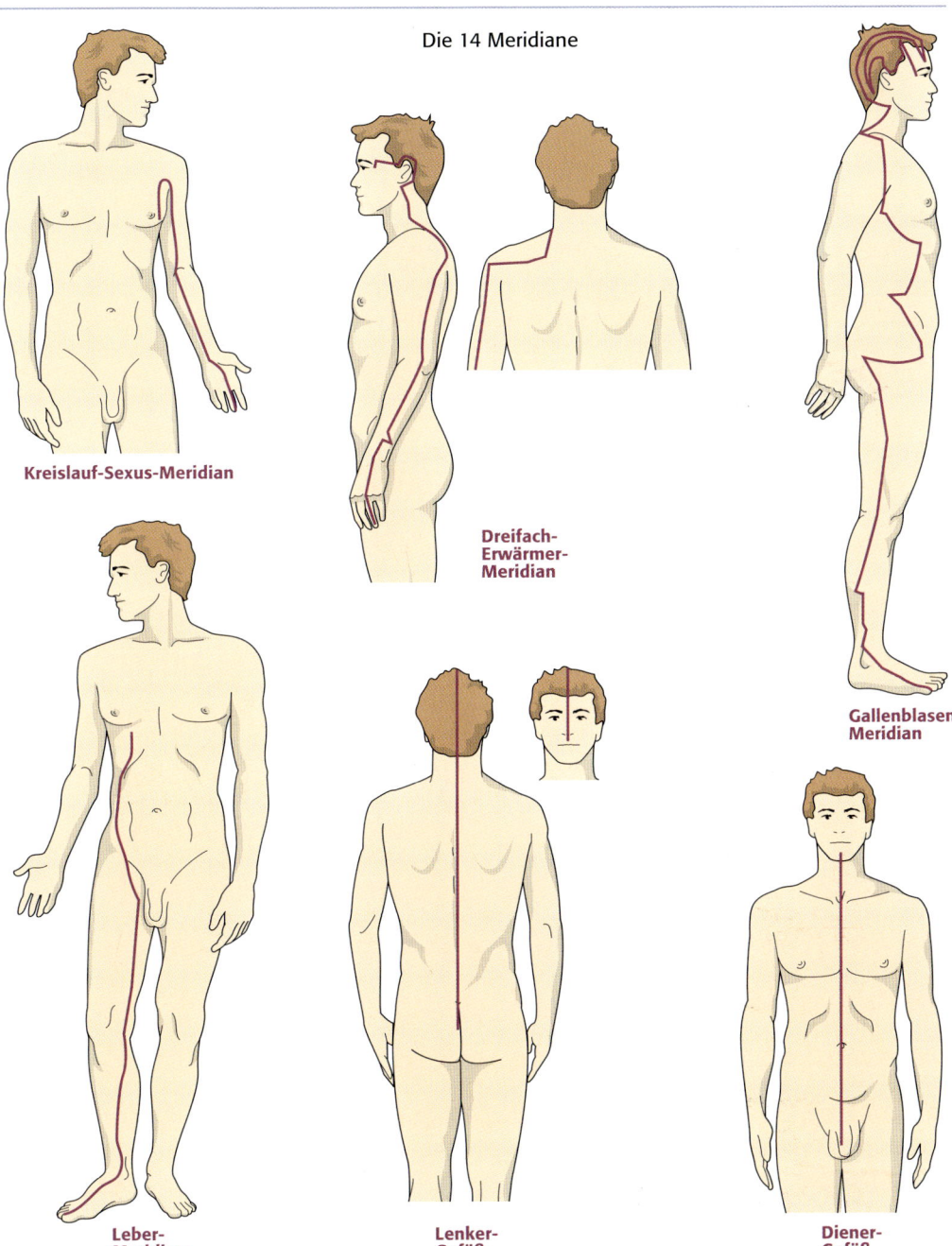

Die 14 Meridiane

Kreislauf-Sexus-Meridian

Dreifach-
Erwärmer-
Meridian

Gallenblasen-
Meridian

Leber-
Meridian

Lenker-
Gefäß

Diener-
Gefäß

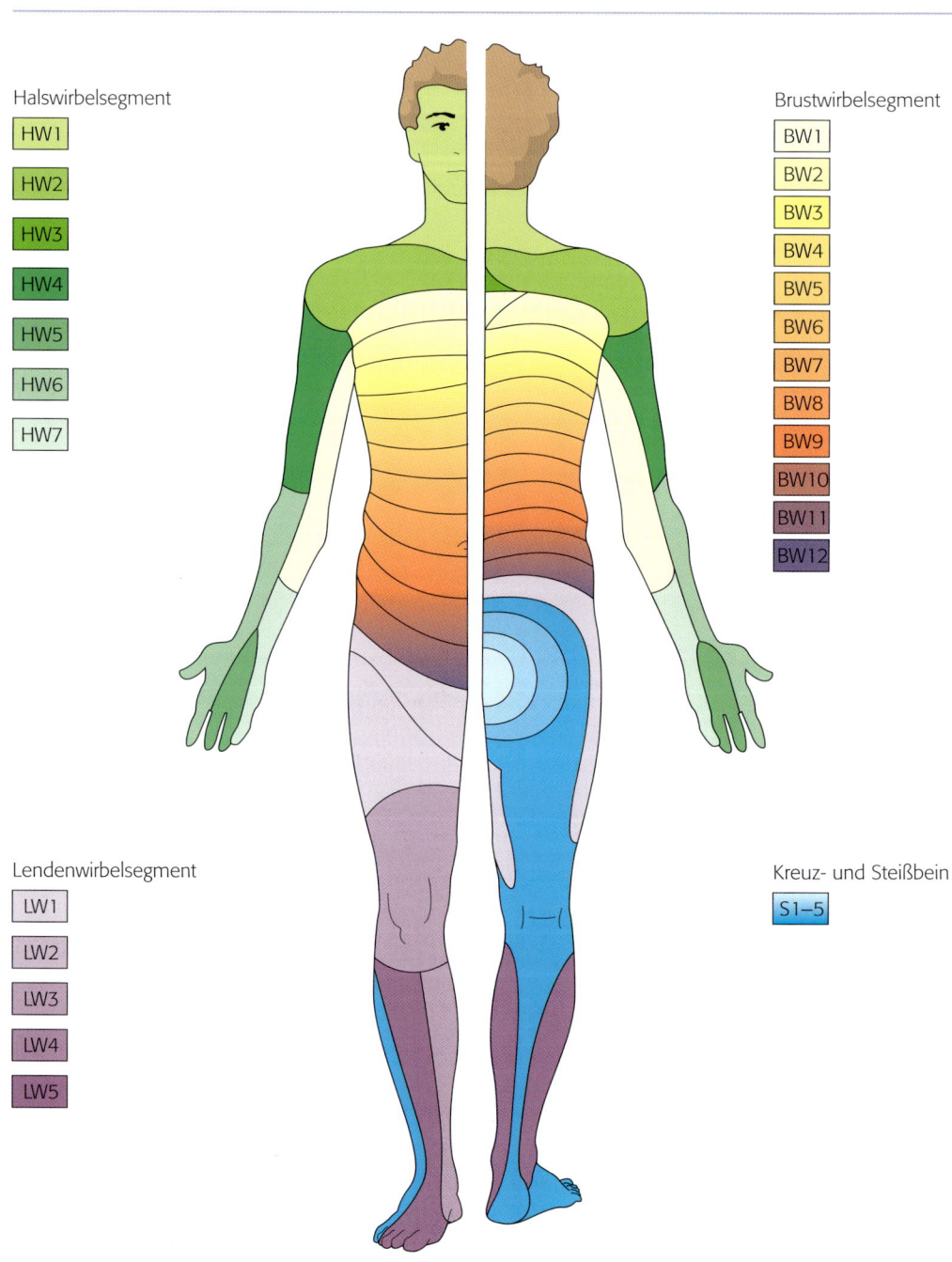

Halswirbelsegment

HW1
HW2
HW3
HW4
HW5
HW6
HW7

Brustwirbelsegment

BW1
BW2
BW3
BW4
BW5
BW6
BW7
BW8
BW9
BW10
BW11
BW12

Lendenwirbelsegment

LW1
LW2
LW3
LW4
LW5

Kreuz- und Steißbein

S1–5

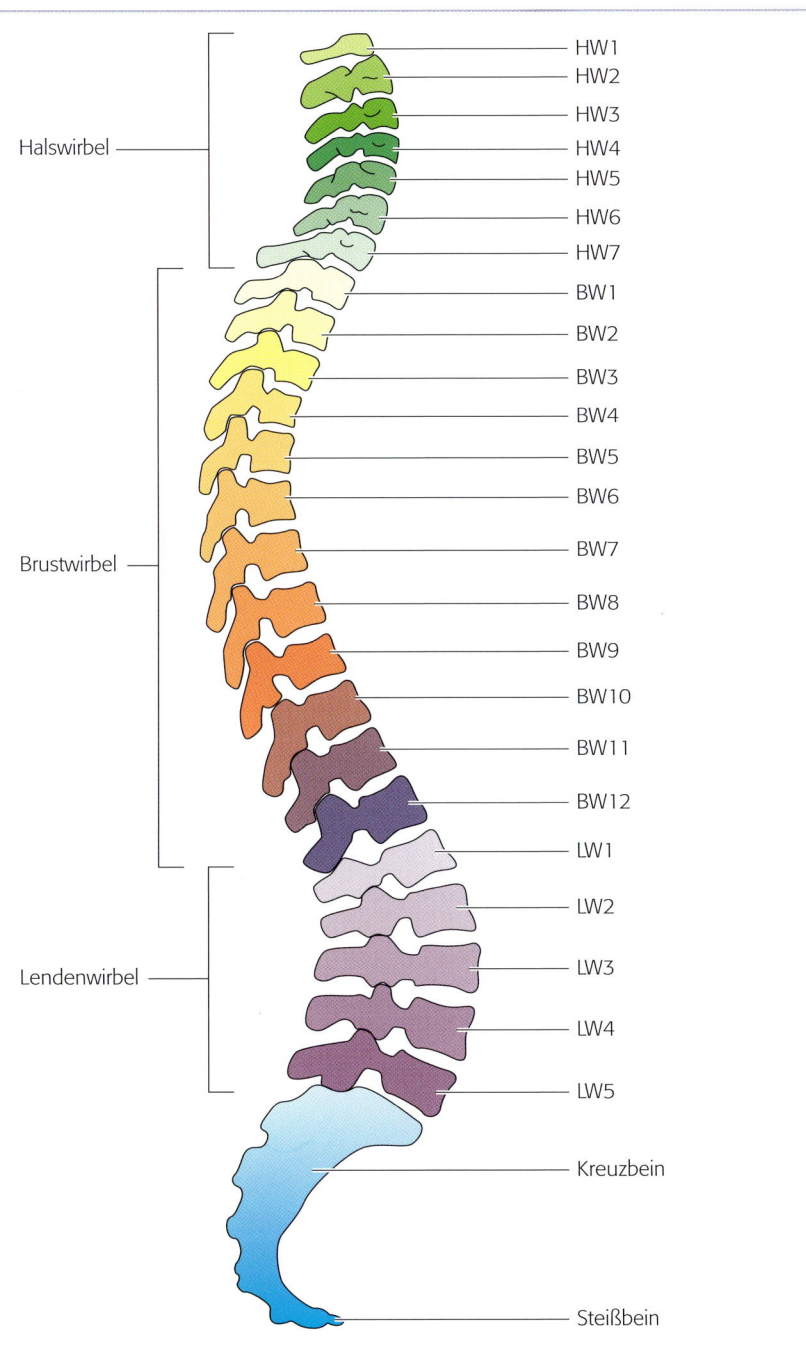

Halswirbel

HW1
HW2
HW3
HW4
HW5
HW6
HW7

Brustwirbel

BW1
BW2
BW3
BW4
BW5
BW6
BW7
BW8
BW9
BW10
BW11
BW12

Lendenwirbel

LW1
LW2
LW3
LW4
LW5

Kreuzbein

Steißbein

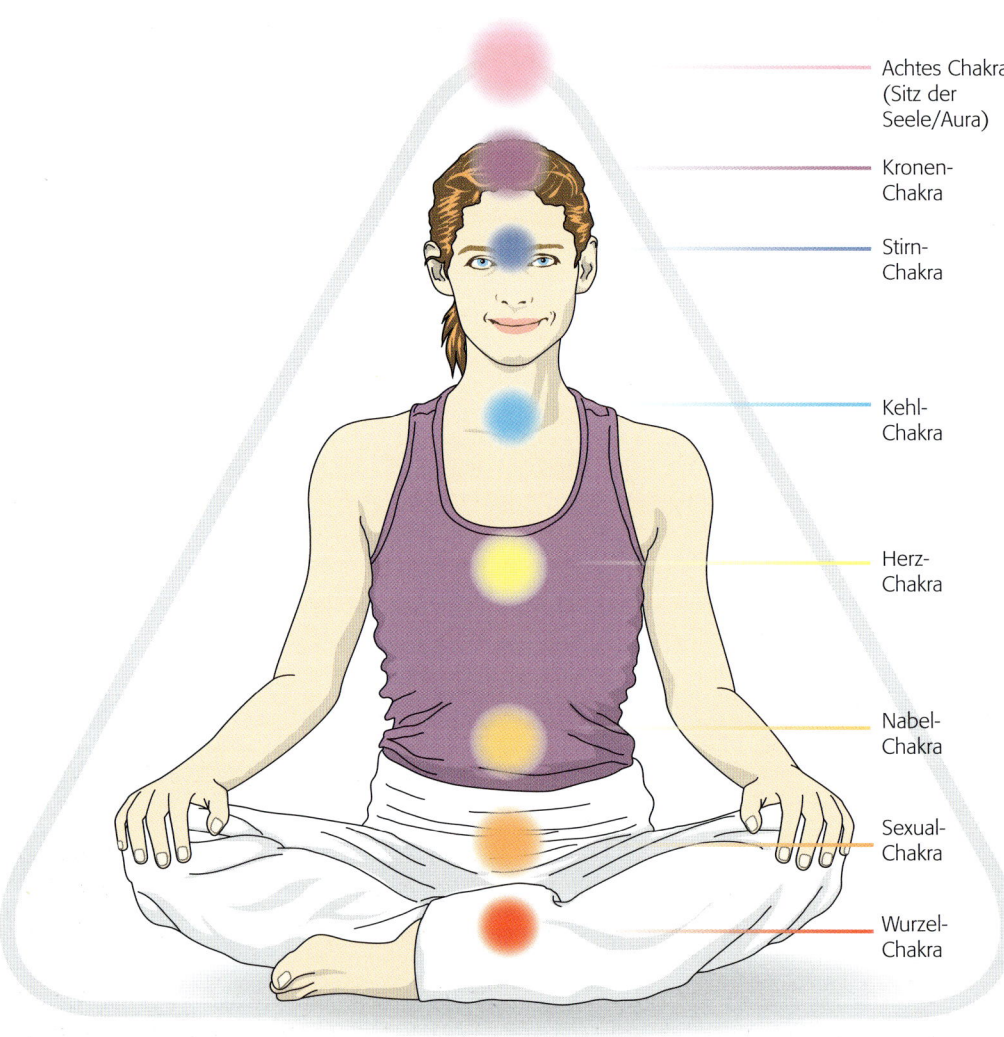

Achtes Chakra
(Sitz der
Seele/Aura)

Kronen-
Chakra

Stirn-
Chakra

Kehl-
Chakra

Herz-
Chakra

Nabel-
Chakra

Sexual-
Chakra

Wurzel-
Chakra

So üben Sie richtig

Die Asanas in diesem Buch sind eine Hilfe, sich besser zu fühlen. Wenn Sie folgende Hinweise und Empfehlungen beachten, erhöhen Sie ihre Wirksamkeit:

■ Schaffen Sie sich geeignete Voraussetzungen, wie bequeme Kleidung, eine Yogamatte als Unterlage, Kissen zur Unterstützung, eine ruhige Umgebung, frische Luft und stilles Wasser.

■ Planen Sie regelmäßige Freiräume für Ihre Übungen ein. Der Morgen bietet sich an, um sich für den Tag mit Energie zu versorgen; der Abend, um entspannt und gelockert in einen erholsamen Schlaf zu gehen.

■ Seit Ihrer letzten Mahlzeit sollten mindestens zwei Stunden vergangen sein, denn ein voller Magen zieht Energie zum Verdauen und behindert Ihre Beweglichkeit. Trinken Sie in Maßen; am besten stilles Wasser.

■ Üben Sie in Maßen. Fangen Sie mit einer Dauer von einer Minute pro Übung an und steigern Sie sich langsam auf drei Minuten; es sei denn, es ist in der Übungsbeschreibung anders angegeben.

■ Erhöhen Sie die Rumpfstabilität und die Energiedurchlässigkeit, indem Sie das Brustbein aufrichten, die Schultern weit von den Ohren entfernt halten, den Bauchnabel Richtung Wirbelsäule ziehen und dabei den Beckenboden anspannen.

■ Schließen Sie während der Übungen die Augen. Um die Wirkung zu intensivieren, konzentrieren Sie sich auf den Punkt zwischen den Augenbrauen. Dadurch aktivieren Sie die Hirnanhangsdrüse, die als Mittler zwischen der zentralen nervalen Steuerung und der hormonellen Regulierung aller Lebensprozesse steht.

■ Leiten Sie Ihren Atem bewusst, indem Sie möglichst gleichmäßig durch die Nase tief ein- und vollständig wieder ausatmen. Das fördert einen ausbalancierten Stoffwechsel.

■ Denken Sie beim Einatmen »Sat« (= Wahrheit) und beim Ausatmen »Nam« (= Identität); das beruhigt den Gedankenstrom.

■ Am besten fließt die durch die Bewegung frei gewordene Energie, wenn Sie zwischen den einzelnen Positionen circa 20 bis 60 Sekunden entspannen.

■ Achten Sie bei den dynamischen Bewegungen besonders darauf, dass Sie nicht mit Schwung arbeiten und die kontrollierte Ausführung der Übung beibehalten. Reduzieren Sie gegebenenfalls die Bewegungsgeschwindigkeit.

■ Gönnen Sie sich eine Entspannung, um die Wirkung der Übungen zu verarbeiten. Legen Sie sich dazu eine Decke, Socken oder Ähnliches bereit.

■ Achten Sie auf Ihr Gefühl! Die Übungen sollen Ihrem Wohlbefinden dienen.

Ausgangsstellungen und Handhaltungen

Legen Sie bereits bei den Ausgangsstellungen Wert auf eine korrekte Haltung. Sie bilden damit eine körperliche und energetische Basis für eine volle Wirksamkeit der Übungen.

Aufrechter Stand

1   Stellen Sie sich in den »aufrechten Stand«, die Füße unter den Hüftknochen, die Knie locker. Das Brustbein aufrichten, die Schultern nach unten hängen lassen und den Bauchnabel Richtung Wirbelsäule ziehen; dabei den Beckenboden aktivieren. Ziehen Sie Ihr Kinn leicht ins Doppelkinn, der Nacken bleibt lang. Nutzen Sie die Wechselwirkung der äußeren und inneren Haltung.

Einfache Haltung

2   Setzen Sie sich mit voreinander gelegten Unterschenkeln, aufgerichtetem Becken und Rücken auf den Boden. Das Brustbein heben, die Schultern nach unten hängen lassen und den Bauchnabel Richtung Wirbelsäule ziehen; dabei den Beckenboden aktivieren. Ziehen Sie Ihren Nacken lang. Um Ihnen die Sitzposition zu erleichtern, können Sie sich ein festes Kissen wahlweise unter das Gesäß oder unter die Knie legen.

Variante: Schneidersitz

Setzen Sie sich wie oben genannt auf den Boden, kreuzen Sie aber die Unterschenkel.

Fersensitz

3   Knien Sie sich auf den Boden. Strecken Sie die Sprunggelenke, legen Sie die Fersen eng aneinander und setzen Sie sich darauf. Das Brustbein aufrichten, die Schultern nach unten hängen lassen und den Bauchnabel Richtung Wirbelsäule ziehen; dabei den Beckenboden aktivieren. Um Ihnen die Sitzposition zu erleichtern, legen Sie sich etwas Weiches unter die Beine oder zwischen Unterschenkel und Gesäß.

Bank (»Vierfüßler«)

4   Setzen Sie Knie und Hände auf dem Boden ab. Die Knie stehen direkt unter den Hüftgelenken, die Hände unter den Schultern. Das Brustbein aufrichten und den Bauchnabel Richtung Wirbelsäule ziehen; dabei den Beckenboden aktivieren. Ziehen Sie Ihr Kinn leicht ins Doppelkinn, der Nacken bleibt lang und die Nase zeigt in Richtung Boden.

TIPP   Wenn Ihnen die Kniegelenke schmerzen, legen Sie etwas Weiches unter die Knie. Wenn Ihnen die Handgelenke schmerzen, machen Sie Fäuste oder stützen Sie sich mit den Handballen auf etwas Erhöhtes.

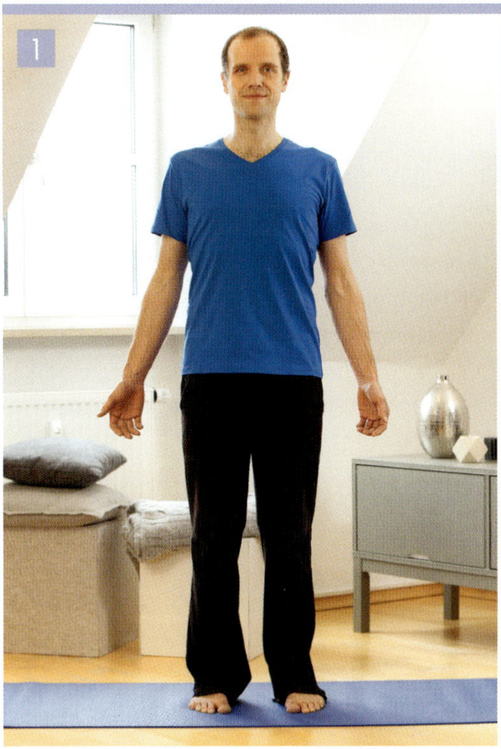

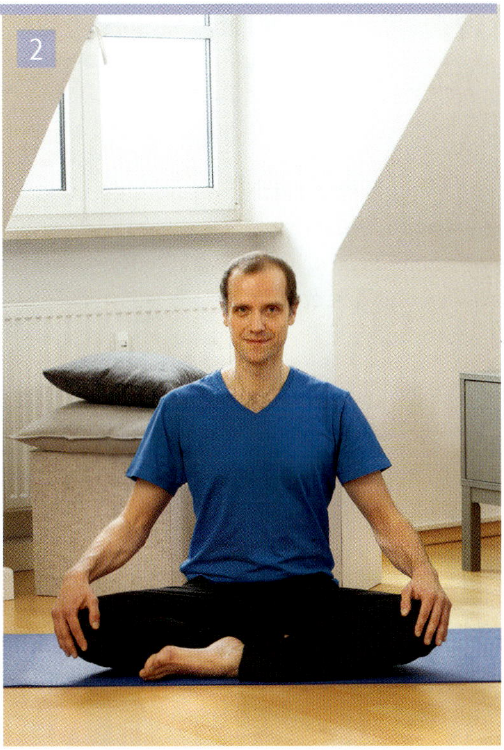

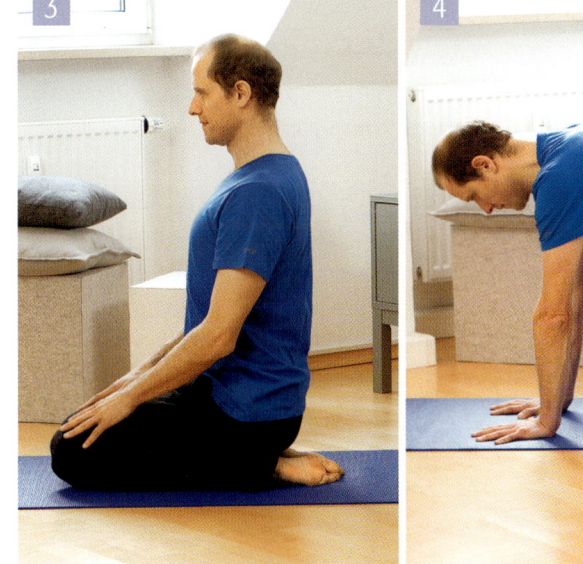

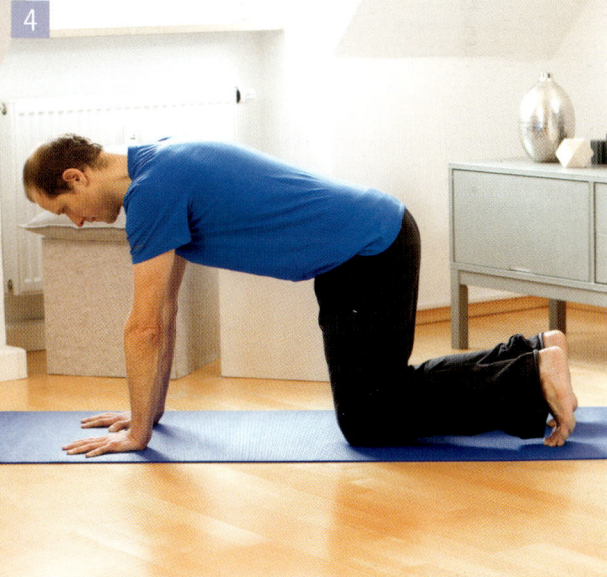

Den Körper vorbereiten – Vorübungen

Körperübungen sind lediglich ein Element von klassischem Yoga. Erst im Set entfaltet sich die generelle Heilwirkung. Der erste Bestandteil dieser Abfolge ist die körperliche Vorbereitung. Auch wenn Ihnen für eine ganze Setabfolge die

Zeit fehlt, nutzen Sie möglichst die Aufwärmübungen. Als schnelle Variante wählen Sie die Sufi-Kreise (siehe Seite 24). Die muskuläre Erwärmung macht den Körper geschmeidiger und schützt ihn vor Verletzungen.

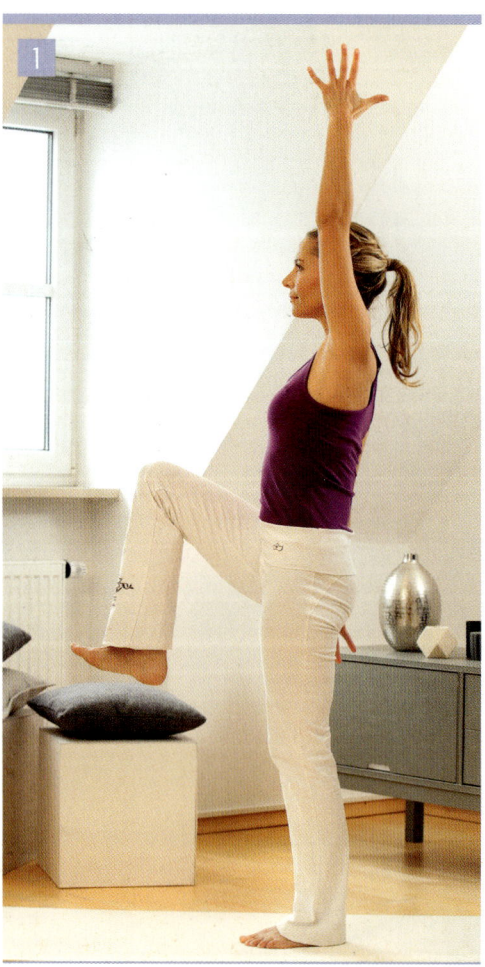

Klassischer Set-Aufbau im Yoga

Aufwärmen
Einstimmen
Yogaübungen
Tiefenentspannung
Meditation
Ausstimmen

Gehstreckung

1 Stellen Sie sich in den »aufrechten Stand« (S. 18). Ziehen Sie den linken Arm und das rechte Knie hoch, halten Sie für einen Moment und wechseln Sie dann die Seiten. Wiederholen Sie dies einige Male. Werden Sie dynamischer.

So wirkt die Übung
- streckt die Wirbelsäule
- mobilisiert die Gelenke
- erwärmt die gesamte Muskulatur
- aktiviert den Kreislauf

Engel

2 Setzen Sie sich in die »einfache Haltung« (S. 18) und legen Sie die Hände auf die Schultern; die Finger nach vorne, die Daumen nach hinten.

3 Strecken Sie nun einatmend die Ellbogen in Richtung Himmel, bis sich die Handrücken möglichst berühren, der Kopf bleibt gerade.

Ausatmend senken Sie Ihre Ellbogen in Richtung Erde. Lassen Sie Ihre Schultern bewusst sinken. Wechseln Sie zügig zwischen »Himmel« und »Erde« hin und her.

So wirkt die Übung
- mobilisiert die Schultergelenke
- öffnet den Brustkorb
- erwärmt Rumpf- und Armmuskulatur
- aktiviert den Kreislauf

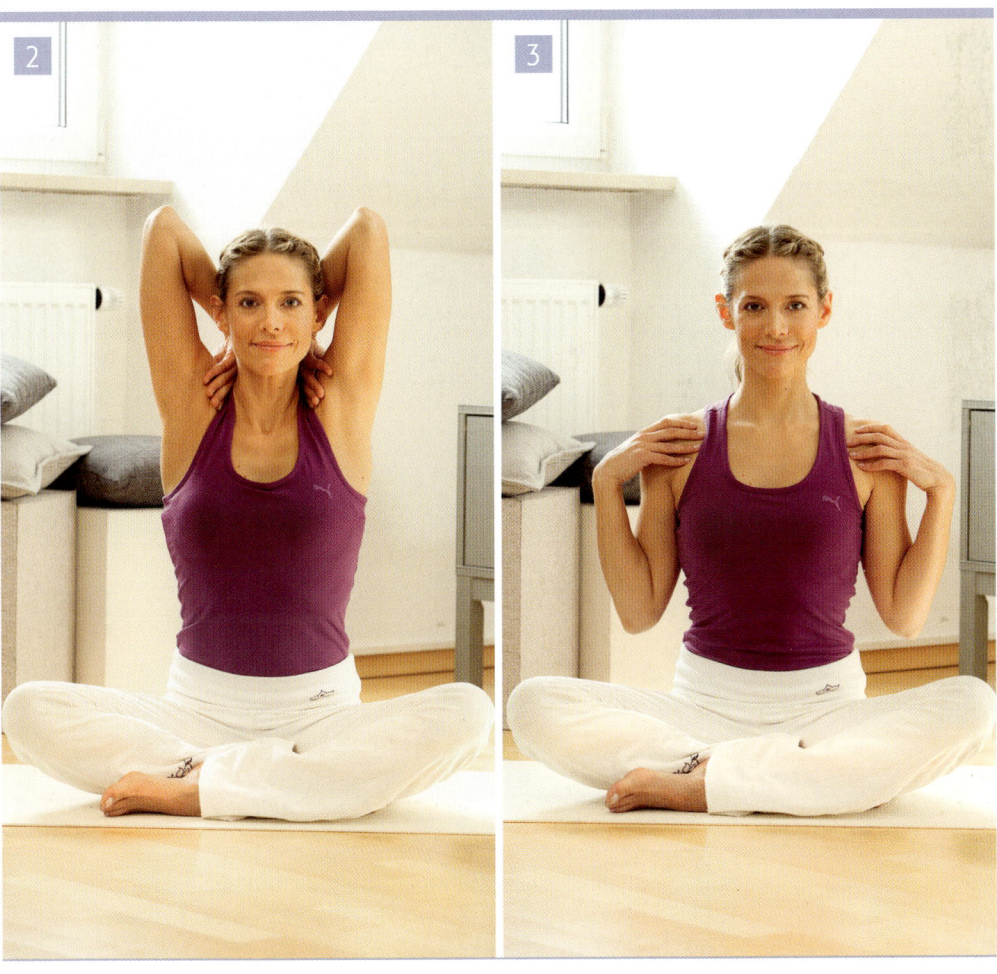

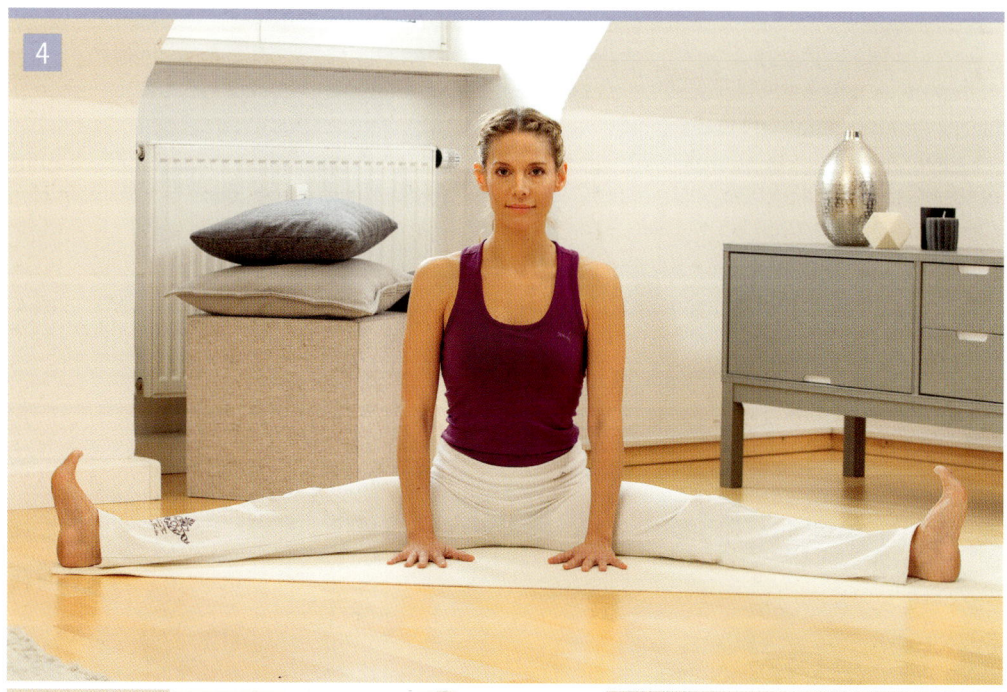

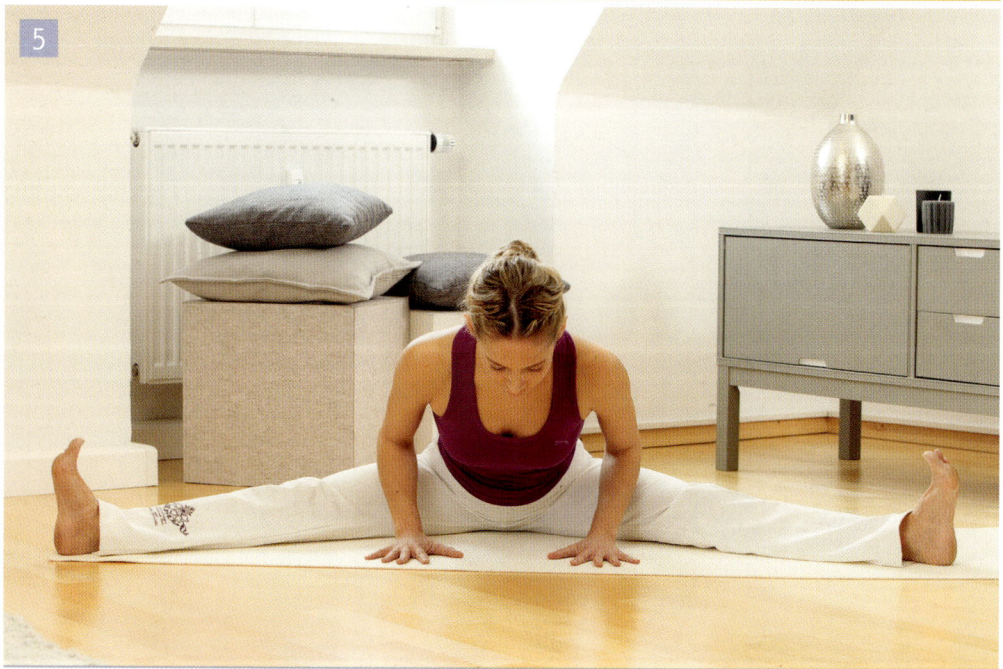

Grätschsitz

4 Setzen Sie sich mit aufgerichtetem Rücken auf den Boden. Strecken Sie Ihre Beine aus und grätschen Sie diese so weit wie möglich nach außen. Die Hände liegen locker auf dem Boden. Das Brustbein aufrichten, die Schultern nach unten und den Bauchnabel Richtung Wirbelsäule ziehen; dabei den Beckenboden aktivieren. Machen Sie ein leichtes Doppelkinn, der Nacken bleibt lang. Verweilen Sie einen Moment in dieser Haltung. Atmen Sie tief ein und aus.

5 Mit der Ausatmung beugen Sie sich vor, mit der Einatmung kommen Sie in die Ausgangshaltung zurück. Der Rücken bleibt dabei in sich aufgerichtet.

6 Mit der nächsten Ausatmung beugen Sie sich zum linken Bein. Mit der Einatmung kommen Sie in die Ausgangshaltung zurück. Mit der nächsten Ausatmung beugen Sie sich zum rechten Bein. Mit der Einatmung kommen Sie in die Ausgangshaltung zurück. Wiederholen Sie den Zyklus mehrmals. Es ist nicht wichtig, wie weit Sie sich vor- beziehungsweise zur Seite beugen, sondern dass der Rücken gerade bleibt und dass Sie die Spannung im Rumpf halten können.

So wirkt die Übung

- mobilisiert und streckt die Wirbelsäule
- dehnt Rücken-, Gesäß- und Beinmuskulatur
- erwärmt die Rumpfmuskulatur
- massiert die Bauchorgane
- aktiviert die Unterleibsmuskulatur

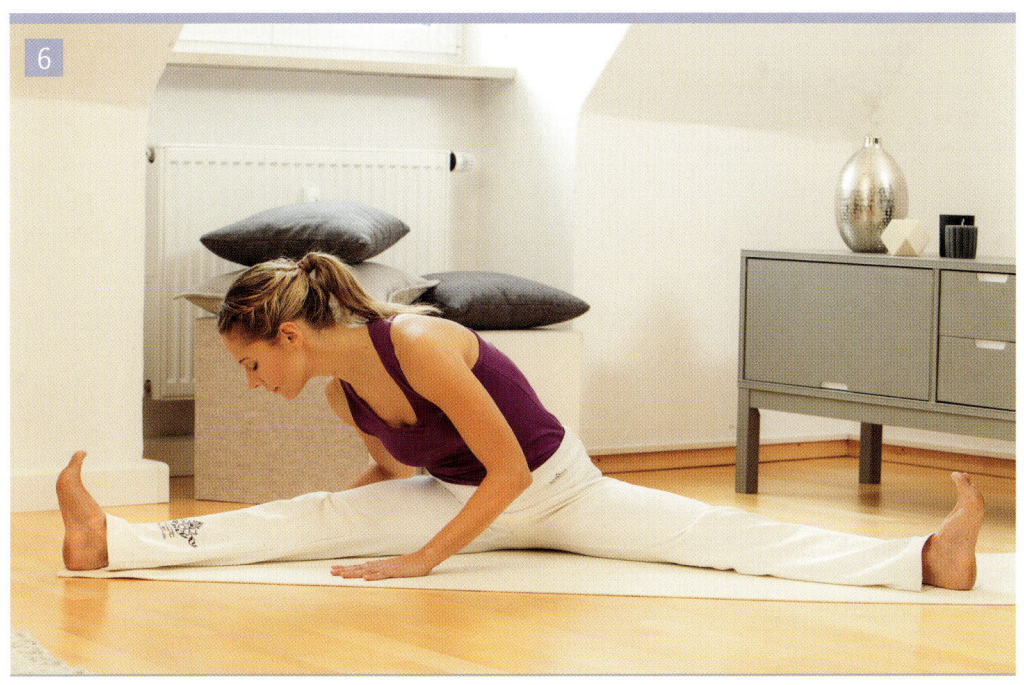

Waschmaschine

7 Setzen Sie sich in die »einfache Haltung« (S. 18) und legen Sie die Hände auf die Schultern, die Finger nach vorne, die Daumen nach hinten. Richten Sie Ihr Brustbein auf, ziehen Sie die Schultern nach unten und den Bauchnabel in Richtung Wirbelsäule. Einatmend drehen Sie sich nach links, ausatmend nach rechts. Wiederholen Sie dies einige Male.

So wirkt die Übung

- mobilisiert die Wirbelsäule
- dehnt die Rückenmuskulatur
- öffnet die Brustmuskulatur und den Schultergürtel
- erwärmt die Rumpfmuskulatur
- massiert die Bauchorgane
- aktiviert die Unterleibsmuskulatur

SOS-Übung: Sufi-Kreise

8 Setzen Sie sich in die »einfache Haltung« (S. 18) und legen Sie Ihre Hände auf die Knie. Beschreiben Sie mit Ihrem Brustbein einen horizontalen Kreis im Uhrzeigersinn. Ihr Brustbein führt die Bewegung, der Kopf und das Becken bleiben möglichst mittig, die Beckenbodenmuskulatur spannt dabei kräftig an. Atmen Sie ein, wenn Sie nach vorn kreisen; atmen Sie aus, wenn Sie nach hinten kreisen. Wechseln Sie nach einiger Zeit die Drehrichtung.

So wirkt die Übung

- weitet Diener- und Lenkergefäß
- gleicht alle Chakren aus
- mobilisiert die Wirbelsäule
- öffnet Brust- und Schultergürtel
- massiert die Bauchorgane
- aktiviert die Unterleibsmuskulatur

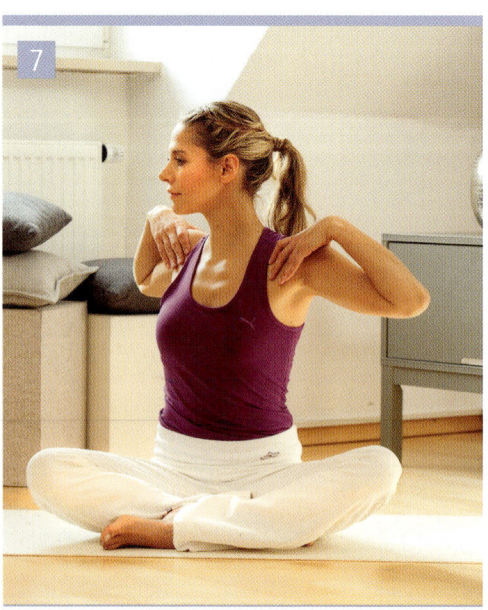

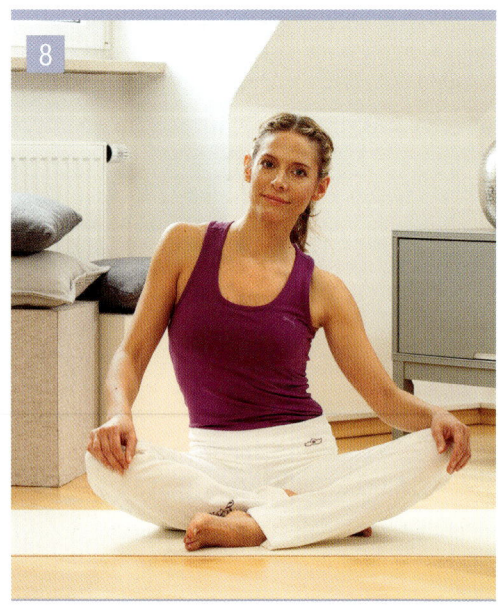

Den Geist vorbereiten – Einstimmung

Während der körperlichen Erwärmung ist Ihr Geist schon etwas zur Ruhe gekommen. Durch die mentale Einstimmung öffnen Sie sich nun zur optimalen Aufnahme der Übungswirkung. Es werden die physischen und psychischen Vorgänge sowie die rechte und linke Gehirn- und Körperhälfte harmonisch miteinander verbunden.

Mentale Einstimmung

1 Setzen Sie sich in die »einfache Haltung« (S. 18) und legen Sie nun Ihre Hände in die Gebetshaltung mit den Daumen zur Brust auf Ihr Herzzentrum. Atmen Sie tief in den Bauch ein und aus. Verweilen Sie einen Moment in Stille, bis sich eine tiefe Ruhe in Ihnen ausbreitet.

So wirkt das Singen von Mantren (Meditationsworten) auf Ihre Gesundheit

- regt durch Klangvibrationen die Reflexzonen im Mund an
- macht den Körper durchlässiger, um den Atem effektiver nutzen zu können
- erhöht die Aufnahmebereitschaft des Körpers und des Geistes

Einstimmungsmantra aus dem Kundalini Yoga (dreimal singen)

»Ong namo guru dev namo« – Ich begrüße die kosmische Energie und den erhabenen Weg zum Licht (s. S. 31).

Schutzmantra (dreimal singen)

»Aad Guree Namee« – Ich grüße die Weisheit, die am Anfang war.
»Djugaad Guree Namee« – Ich grüße die Weisheit, die durch alle Zeitalter existiert.
»Sat Guree Namee« – Ich grüße die wahre Weisheit.
»Siri Guru Devee Namee« – Ich grüße die erhabene, göttliche Weisheit.

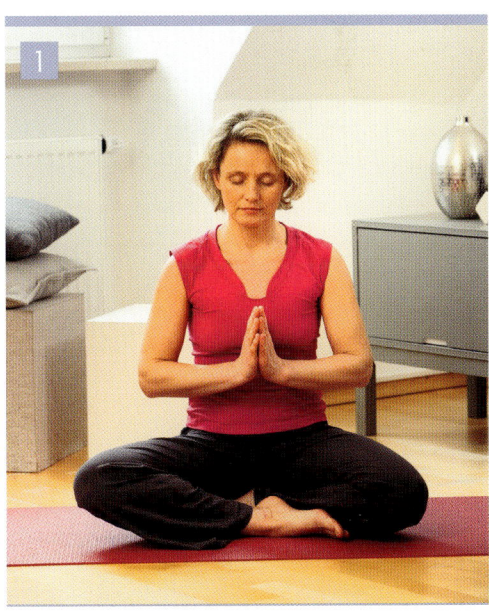

Atmung

Der Atmung wird eine zentrale Rolle im Gesundungsprozess zugeordnet. Sie ist die einzige Körperfunktion des Menschen, die auch willentlich gesteuert werden kann, obwohl sie ununterbrochen unwillkürlich abläuft. Der Atem bringt Sauerstoff und die damit verbundene Energie in unseren Organismus. Im Rückfluss sorgt er direkt für den Abtransport von Kohlenstoffdioxid und indirekt durch Antrieb des Lymphsystems für den Abtransport von Gift- und Schlackenstoffen.

Der Mensch ist in der Lage, den Atem zu steuern und in seiner Intensität und somit Wirkungsweise zu verändern sowie damit sämtliche Funktionen des Organismus zu beeinflussen. Dazu zählt auch die Psyche, die ebenfalls auf eine angemessene Atemfrequenz angewiesen ist und sich im Atemrhythmus widerspiegelt.

Atmung und Geist hängen auf das Engste zusammen. Das Wort »Atem« leitet sich in der Yogaphilosophie von »Atman« ab, was »Seele« bedeutet. Die wechselseitige Reaktion zwischen der Atmung und physischen und psychischen Veränderungen ist der Schlüssel zu einem therapeutischen Einsatz, wie er im Yoga praktiziert wird.

Atemführung

Atmen Sie durch die Nase ein, damit die Luft durch feine Flimmerhärchen gereinigt und von den Nasenschleimhäuten angefeuchtet und erwärmt werden kann. Das beugt Halsentzündungen und Erkältungskrankheiten vor.

Durch die Luftröhre strömt die Luft in die Lunge mit ihren zahlreichen Verästelungen, an deren Enden sich viele Lungenbläschen befinden. Über die Lungenbläschen findet der Gasaustausch (Sauerstoff – Kohlenstoffdioxid) zwischen der Atemluft und dem Blut statt. Mit der Ausatmung wird die verbrauchte Luft wieder aus dem Körper befördert. Atmen Sie möglichst durch die Nase wieder aus, um diese von Ablagerungen zu reinigen.

Lange, tiefe Atmung

Die typisch westliche Brustatmung (paradoxe Atmung) reicht gerade mal, um ein Drittel der Lungenkapazität zu nutzen. Damit läuft der Organismus auf Sparflamme, ebenso wie die Entsorgung der Abfallprodukte. Der gesamte Stoffwechsel verlangsamt sich, es setzen sich Ablagerungen fest und die Verdauung wird träge. Dadurch entsteht ein idealer Nährboden für unterschiedliche Krankheiten. Das Umstellen auf eine gesunde Atmung braucht Zeit und Regelmäßigkeit.

Üben Sie das lange, tiefe Einatmen und das lange, vollständige Ausatmen. Begeben Sie sich dafür in eine für Sie angenehme aufrechte Position, lassen Sie dabei Ihre Wirbelsäule lang. Legen Sie zunächst Ihre Hände auf den Bauch, die Fingerspitzen berühren sich.

Beginnen Sie mit der Ausatmung. Atmen Sie langsam durch die Nase aus. Um die verbrauchte Luft vollständig auszuatmen, nutzen Sie Ihre Bauch- und Beckenbodenmuskulatur. Atmen Sie langsam durch die Nase wieder ein. Dabei lösen sich Ihre Fingerspitzen voneinander, die Bauch- und Beckenbodenmuskulatur entspannt sich wieder. Wiederholen Sie diese intensive Atmung.

Umfassen Sie nun seitlich Ihren Brustkorb mit Ihren Händen, die Daumen zeigen nach hinten, die Finger nach vorne. Atmen Sie nun in die Flanken, sodass Sie an den Händen spüren, wie sich die Rippen beim Einatmen heben und beim Ausatmen senken. Atmen Sie so, dass sich der Brustkorb wie ein Blasebalg öffnet und wieder zusammenzieht.

Folgen Sie dabei bewusst dem Atemverlauf; atmen Sie gleich lang ein und aus.

So wirkt eine gesunde Atmung auf Ihre Gesundheit

- gleicht psychische und physische Veränderungen aus
- massiert zahlreiche Organe und optimiert deren Funktion
- balanciert das Nervensystem aus
- unterstützt das Herz-Kreislauf-System
- versorgt den Organismus optimal mit Sauerstoff
- reduziert den Kohlenstoffdioxid-Gehalt im Organismus
- harmonisiert die Gefühle
- unterstützt das Herz und den Blutkreislauf
- baut in Verbindung mit Bewegung ein Luftkissen im Rücken als Schutzpolster auf

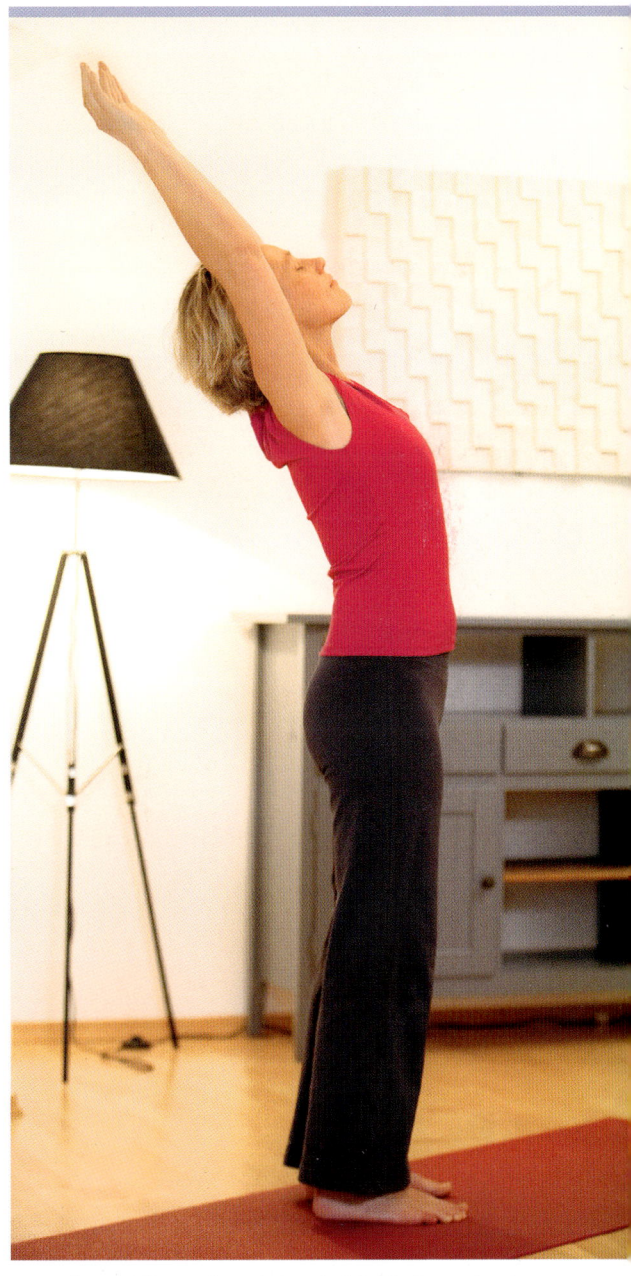

Wann immer Ihnen danach ist, »Luft zu holen«, strecken Sie sich dabei und öffnen Sie Ihren Brustkorb.

Tiefenentspannung

Nachdem Sie die Übungen praktiziert haben, ist es sinnvoll, eine Tiefenentspannung von zehn bis 30 Minuten anzuschließen. Der Heilungsprozess bekommt dadurch die Chance, nachzuwirken. Zusätzlich verbessern Sie Ihren Allgemeinzustand. Sie regenerieren, bauen Stresshormone ab, schütten Glückshormone aus und produzieren Botenstoffe im Gehirn. Selbstheilungsprozesse im Körper werden unterstützt, das Immunsystem gestärkt, der Kreislauf ausbalanciert. Eine innere Ruhe und Ausgeglichenheit stellen sich ein.

Ähnlich wie im Schlaf kann der Körper diesen Zustand nutzen, um Ressourcen wieder aufzu-

füllen. Sie kommen am Ende erfrischt und ausgeruht wieder ins Bewusstsein. Mit etwas Übung können Sie im Alltag jede Möglichkeit einer Pause (auch im Sitzen) zur Tiefenentspannung nutzen und so Energie auftanken. Sorgen Sie dafür, dass Sie sich in einer geschützten, wohligen Atmosphäre befinden. Nehmen Sie eventuell einen Wecker zur Hilfe.

Ziehen Sie sich warm an oder nehmen Sie eine Decke und legen Sie sich bequem auf den Rücken. Legen Sie die Arme locker neben Ihren Körper – mit den Handflächen nach oben. Entspannen Sie Ihre Muskeln und machen Sie Ihren Geist frei.

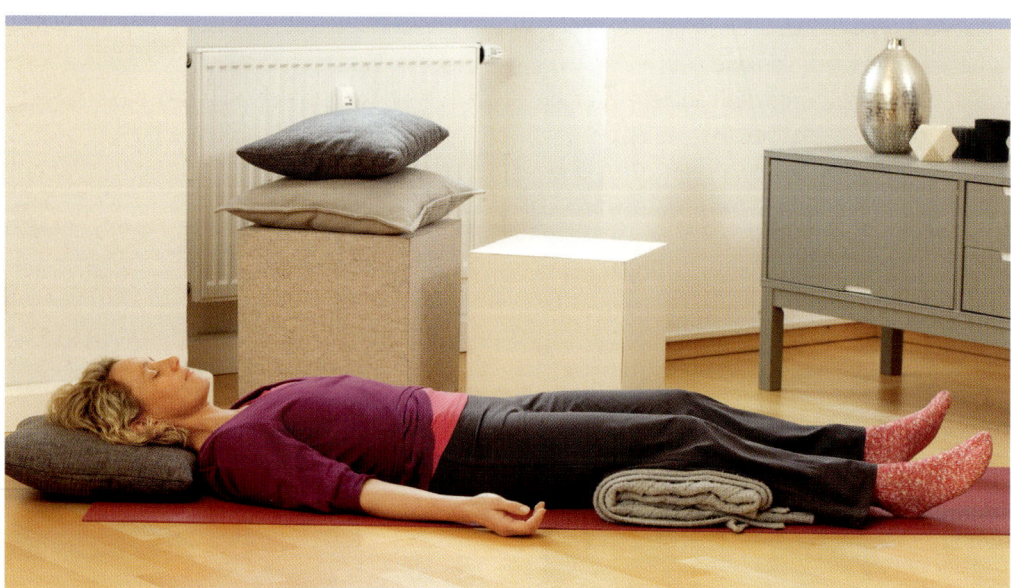

Nutzen Sie ein Kissen oder eine Decke zur Unterstützung einer bequemen Entspannungsunterlage und ziehen Sie sich warm an.

Passive Entspannung

Ziehen Sie sich warm an oder decken Sie sich mit einer Wolldecke zu. Legen Sie sich auf den Rücken und stützen Sie – ganz nach Belieben – Ihren Kopf oder Ihre Knie mit einem Kissen. Schließen Sie die Augen, nehmen Sie Ihren Körper wahr. Verweilen Sie in Stille. Entspannen Sie sich für elf Minuten vollständig.

Aktive Entspannung

Ziehen Sie sich warm an oder decken Sie sich mit einer Wolldecke zu. Sie können leise, geeignete Entspannungsmusik hören. Legen Sie sich auf den Rücken und unterstützen Sie bei Bedarf Ihren Kopf oder Ihre Knie mit einem Kissen.

Atmen Sie ein paar Mal bewusst lang und tief ein und aus. Mit geschlossenen Augen konzentrieren Sie sich nach und nach auf jedes Körperteil, indem Sie Ihre Gedanken dorthin lenken, es circa zehn Sekunden an- und dann 20 Sekunden entspannen. Beginnen Sie mit den Zehen und »arbeiten« Sie sich hoch bis zur Kopfhaut.

Lassen Sie Ihre Gedanken an sich vorbeiziehen. Es kommt immer wieder vor, dass Sie entweder schlecht Ruhe finden oder aber einschlafen. Das ändert sich mit der Zeit, genauso, wie Sie bald fließend den Übergang aus dem Alltag in die Tiefenentspannung finden werden. Alles eine Frage der Übung und Geduld.

Diese körperliche Entspannung nimmt etwa 15 Minuten in Anspruch. Der Körper fühlt sich nun schwer und gelöst an. Dann folgen weitere

15 Minuten, in denen Sie Ihren Geist entspannen. Dazu lassen Sie Ihre Gedanken schweifen. Versuchen Sie harmonische, schöne Bilder hervorzurufen.

Nach insgesamt 30 Minuten beenden Sie die Tiefenentspannung. Um sich aus einer Entspannung zu lösen, kommen Sie ins Hier und Jetzt zurück. Richten Sie dafür zuerst Ihre Konzentration wieder auf Ihren Atem und atmen Sie ein paar Mal bewusst tief ein und aus. Öffnen und schließen Sie die Hände, bewegen Sie Hand- und Fußgelenke. Dehnen, strecken und recken Sie sich wie eine Katze. Öffnen Sie die Augen. Reiben Sie Hand- und Fußflächen gegeneinander. Kommen Sie über die Seite zum Sitzen.

So wirkt Tiefenentspannung auf Ihre Gesundheit

- harmonisiert und gleicht die Übungswirkungen aus
- beruhigt den Geist und das Nervensystem, auch zwischen den dynamischen Übungen
- führt dem Körper wieder frischen Sauerstoff zu
- vermeidet Muskelschmerzen
- erhöht die Energie für die nächste Übung

Power-Relaxing

Im Yoga heißt es, dass 15 Minuten völliges Loslassen in der Tiefenentspannung sechs Stunden Schlaf ersetzen. Je entspannter Sie sind, desto leichter sind Sie mit Ihrem eigenen Selbst in Verbindung.

Meditation

Schließen Sie an Ihre Übungsfolge möglichst eine Meditation an, damit sich die Energie der Übungen ausbreiten kann. Wissenschaftlich wird Meditation als ein Bewusstseinszustand definiert, der gleichzeitig fokussiert und entspannt ist. Die Yogaübungen selbst stimulieren eher die handlungsorientierte, analytische, linke Gehirnhälfte, während die Meditation die rechte Gehirnhälfte stärker aktiviert, die Entspannung, Glücksgefühle und Optimismus steuert. Meditieren öffnet die Sinne und den Geist und bietet die Möglichkeit zum Bewusstseinstraining und zur Psychohygiene: Der Geist wird gereinigt. Die sich einstellende Meditationspraxis schult das Bewusstsein für Ihr Körperempfinden, verfeinert

die Sinne, beruhigt die Nerven und lässt die Lebensenergie harmonischer fließen.

Es gibt vielerlei Möglichkeiten, in einen meditativen Zustand zu gelangen, wobei verschiedene Meditationen auch unterschiedlich wirken. Sie können sich zum Beispiel auf einen Gegenstand fokussieren, eine Bewegung begleitend einsetzen, ein Mantra sprechen oder singen.

So wirkt Meditation auf Ihre Gesundheit

- ermöglicht positive Veränderungen im Gehirn
- regelt die Hirnregionen herunter, die für Angst, Depression und Schmerz verantwortlich sind
- setzt messbar Glückshormone frei
- stärkt das Immunsystem
- vermehrt die graue Hirnsubstanz
- verbessert den Umgang mit Schmerzen

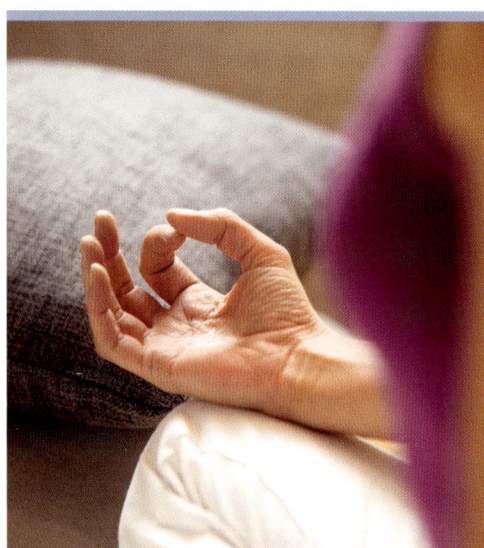

Das Gyan Mudra ist das bekannteste Mudra im Yoga und hat eine positive Wirkung auf die Gesundheit.

Meditationslängen

11 Minuten – beeinflussen das Nervensystem positiv
31 Minuten – harmonisieren Geist und Chakren
62 Minuten – verändern das Unterbewusste positiv

Yogische Zeiträume für tägliche Meditationen

40 Tage – Umwandlung einer alten Gewohnheit
90 Tage – Bestätigung einer neuen Gewohnheit
120 Tage – Verinnerlichung einer neuen Gewohnheit
1000 Tage – Manifestation einer Gewohnheit

Ausstimmung

Als Abschluss einer in sich geschlossenen Yogaeinheit dient die mentale Ausstimmung. Verweilen Sie noch einmal für ein bis drei Minuten in Stille und spüren Sie nach. Wenn Sie möchten, singen Sie ein Mantra.

Ausstimmungsmantra (dreimal singen)
»Sat Nam«

Ausstimmungsmantra aus dem Kundali Yoga (zweimal singen)
»May the long time sun shine upon you, all love surround you and the pure light within you, guide your way on« – Lass die ewige Sonne auf dich scheinen, Liebe dich umhüllen und das reine Licht in deinem Inneren weise dir den Weg.

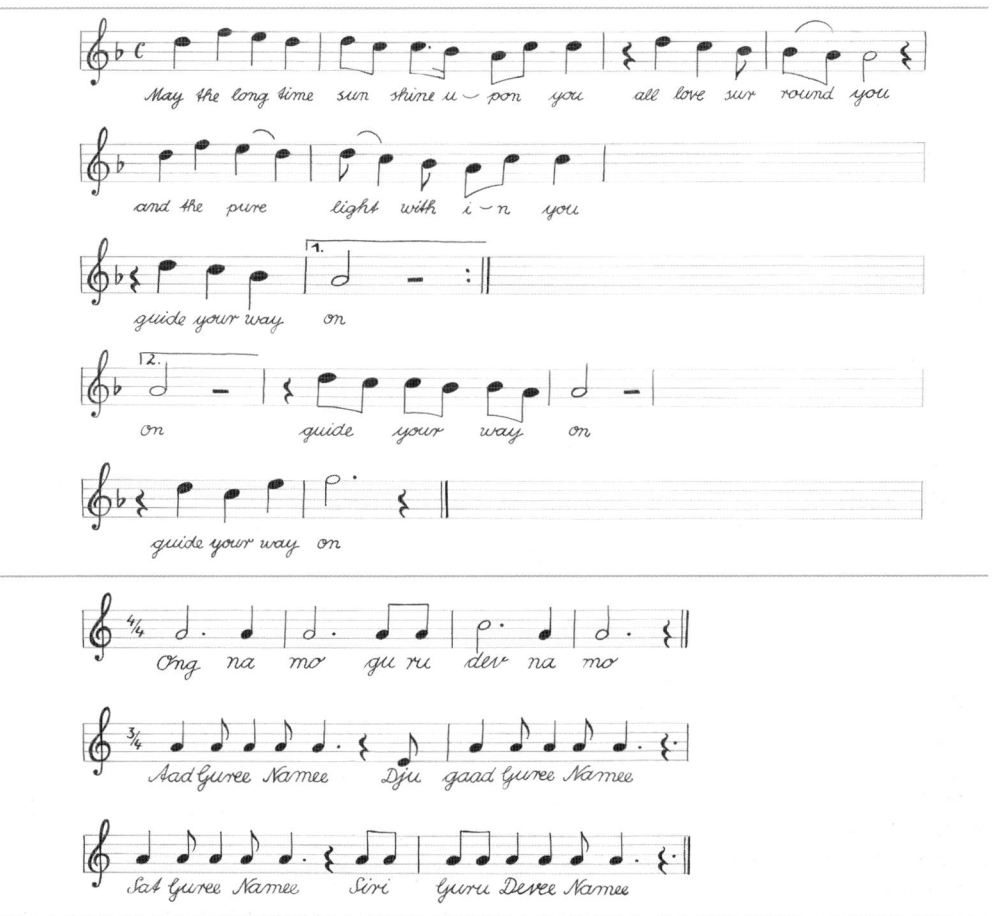

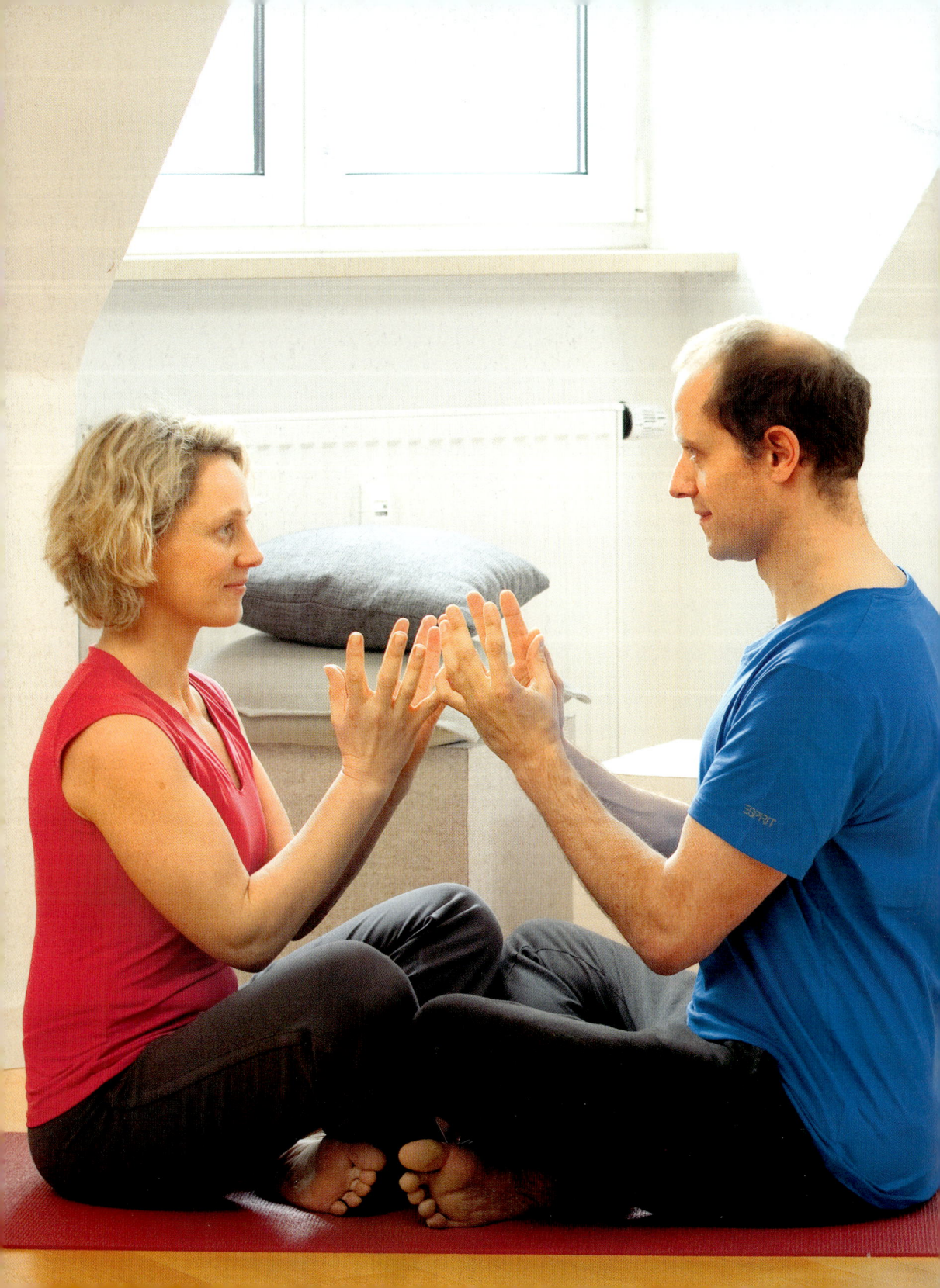

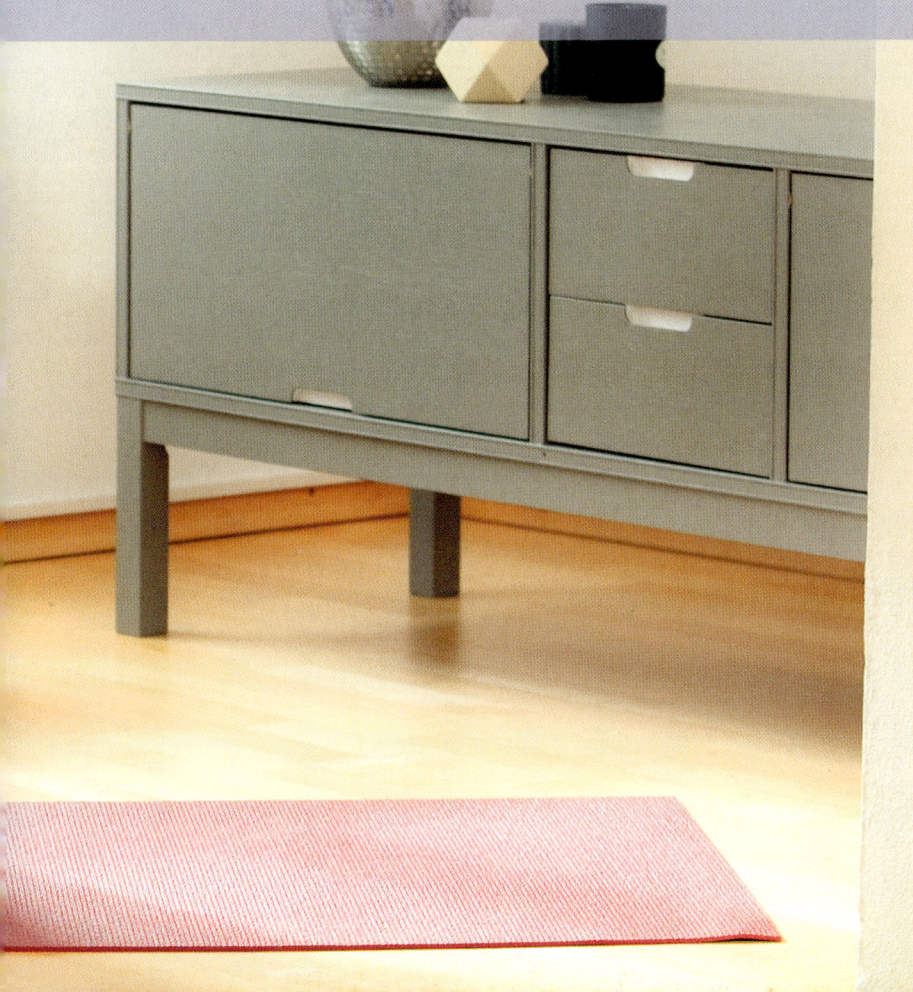

Mentale Symptome

Viele Störungen der Gesundheit äußern sich in einer kurz-
oder langfristigen Beeinträchtigung der Lebensqualität. Die
Beschwerden entwickeln oft eine Leidensspirale, die durch die
Yogaübungen in diesem Kapitel durchbrochen werden kann.

Ungeduld > starke Nerven

Wenn die Nerven geschwächt sind, ist man uneins mit sich und der Welt. Ausgeglichenheit kann über folgende Ebenen erreicht werden:

Meridiane

- Blasenmeridian (BL) > Aufregung über Kleinigkeiten, Neigung zu Überreaktionen, Ruhelosigkeit
- Lenkergefäß (LG) > Instabilität in Belastungssituationen, psychisches Ungleichgewicht
- Nierenmeridian (NI) > mangelnde Ausdauer und Gelassenheit

Kinesiologische Testmuskeln

- Wadenbeinmuskel (vom Schien- und Wadenbein zum Fußmittelknochen) > BL
- Großer Rundmuskel (vom Schulterblatt zum Oberarmknochen) > LG
- Lendenmuskel (von den Brust- und Lendenwirbeln zum Oberschenkelknochen) > NI

Spinalnervensystem

Halswirbelsegment:

- HW1 > Nervosität, Nervenanspannung

Organzuordnung

- Blutdruck
- Leber
- Gallenblase

Chakren

- Herzchakra > unausgeglichener Blutdruck
- Nabelchakra > Ärger, innere Überreizung

Schiefe Ebene

1 Setzen Sie sich mit nach vorne ausgestreckten Beinen auf den Boden, die Hände aufgestützt, die Finger zeigen nach vorne. Heben Sie nun mit Körperspannung das Gesäß so an, dass

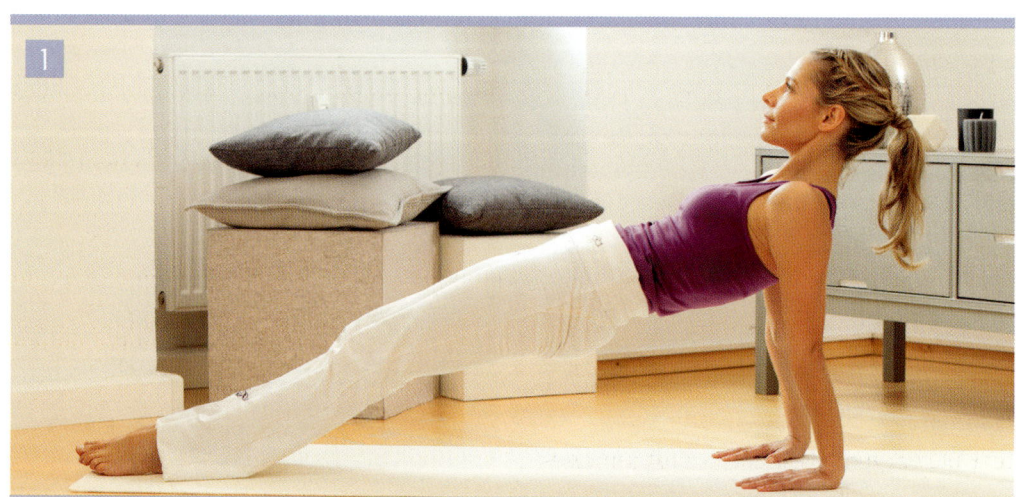

Ihr Körper von den Füßen bis zum Kopf eine Linie bildet. Das Brustbein aufrichten, die Schultern weit weg von den Ohren halten und den Bauchnabel Richtung Wirbelsäule ziehen, dabei den Beckenboden aktivieren. Ziehen Sie Ihr Kinn leicht ins Doppelkinn, der Nacken bleibt lang. Atmen Sie lang und tief und verweilen Sie einige Zeit in dieser Haltung.

TIPP Zur Entlastung Ihrer Handgelenke formen Sie Ihre Hände zu Fäusten.

So wirkt die Übung gegen Ungeduld

- weitet den Nierenmeridian
- stärkt folgende Testmuskeln: Wadenbeinmuskel (BL), Großen Rundmuskel (LG), Lendenmuskel (NI)
- aktiviert das Halswirbelsegment
- gleicht Herz- und Nabelchakra aus

Schulterstand

2 Legen Sie sich auf den Rücken. Heben Sie nun schwungvoll die Beine in Richtung Himmel, Gesäß und unterer Rücken folgen, das Gewicht ruht auf dem Schultergürtel. Stützen Sie den Rücken mit den Händen, die Ellbogen bleiben dabei auf dem Boden. Achten Sie darauf, dass das Körpergewicht auf Ihren Schultern und Armen ruht. Stabilisieren Sie Ihren Rumpf, indem Sie den Bauchnabel zur Wirbelsäule ziehen. Atmen Sie lang und tief und verweilen Sie einige Zeit in dieser Haltung. Während der Übung steigt der Blutdruck zunächst leicht an, sinkt dann wieder und normalisiert sich nach wenigen Minuten.

So wirkt die Übung gegen Ungeduld

- weitet den Blasenmeridian
- stärkt folgende Testmuskeln: Wadenbeinmuskel (BL), Großen Rundmuskel (LG), Lendenmuskel (NI)
- aktiviert das Halswirbelsegment
- übt Druck auf Leber und Gallenblase aus
- macht den Blutdruck anpassungsfähiger
- gleicht Herz- und Nabelchakra aus

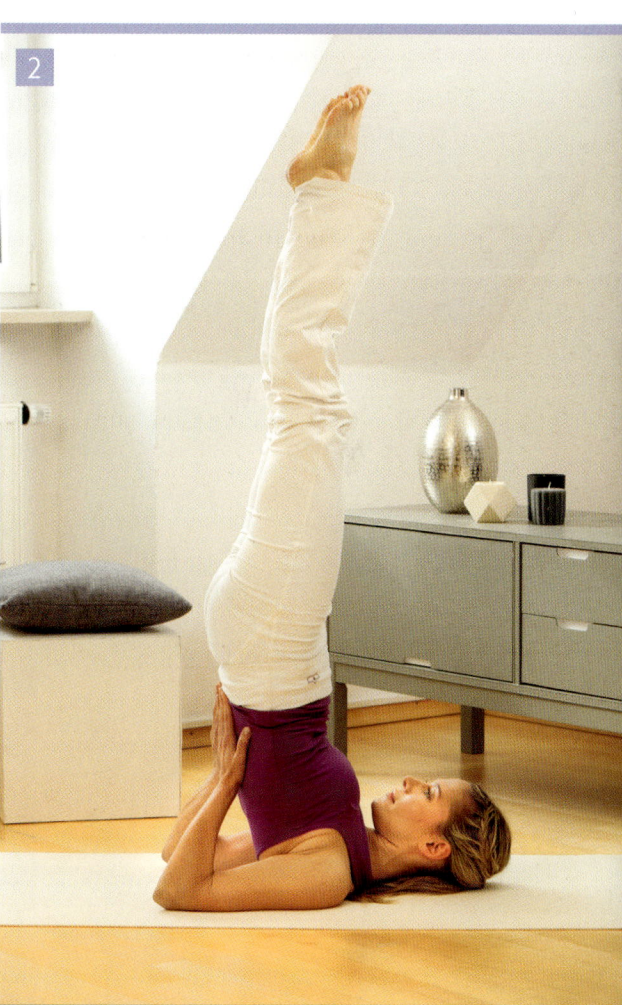

Himmelswinken

3 Begeben Sie sich in die Bank-Position. Ausatmend führen Sie den linken Arm unter dem Körper hindurch, Schulter und Kopf ziehen, so weit es geht, hinterher.

4 Einatmend ziehen Sie den linken Arm zurück und strecken ihn lang und weit zum Himmel. Schauen Sie der Hand nach. Wiederholen Sie die Übung mehrmals und wechseln Sie dann die Seite.

So wirkt die Übung gegen Ungeduld

- weitet Lenkergefäß, Blasen- und Nieren-meridian
- stärkt folgende Testmuskeln: Großen Rundmuskel (LG) + Lendenmuskel (NI)
- aktiviert das Halswirbelsegment
- massiert Leber und Gallenblase
- gleicht das Herzchakra aus

Handflächen küssen

5 Legen Sie sich auf den Rücken, Ihre Arme liegen seitlich neben dem Körper, und kommen Sie zur Ruhe. Heben Sie die rechte Handfläche ganz langsam an Ihre Lippen und küssen Sie sie. Legen Sie den rechten Arm wieder auf den Boden. Machen Sie die gleiche, langsame Bewegung mit der linken Handfläche.

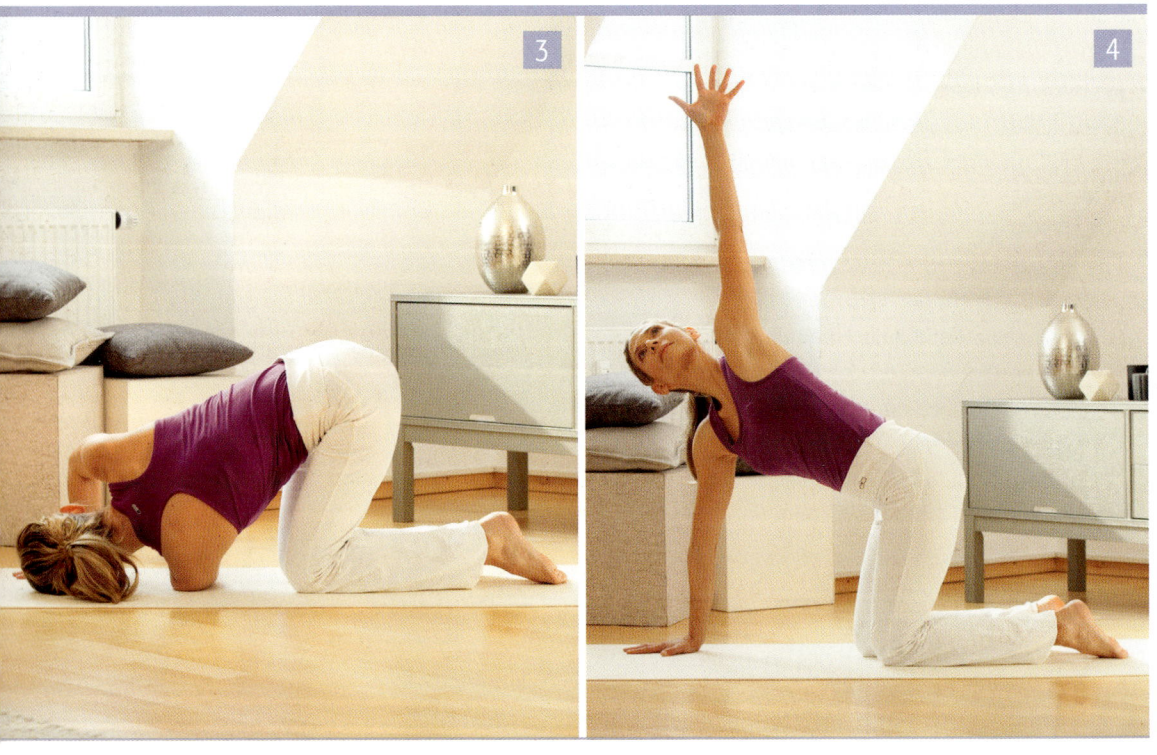

Wiederholen Sie die Bewegung. Atmen Sie lang
und tief.

So wirkt die Übung gegen Ungeduld

■ stimuliert die Handreflexzonen von Leber
und Gallenblase
■ fördert die Selbstliebe

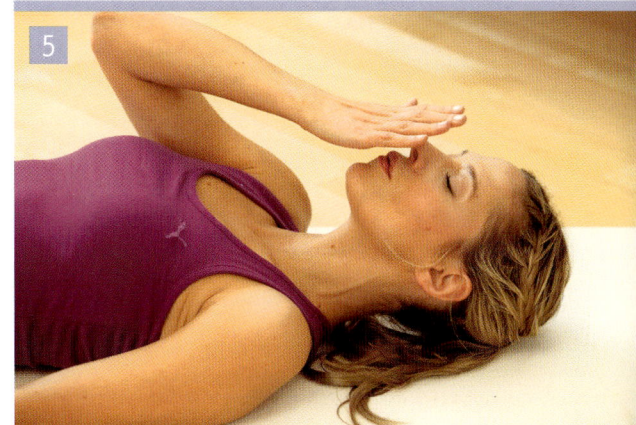

Mudra für starke Nerven

6 Nehmen Sie eine aufrechte Körperhaltung
ein. Heben Sie die linke Hand auf Ohrhöhe
(Männer nehmen die rechte), Handfläche
nach außen, Daumen und Mittelfinger bilden
einen Kreis, die anderen Finger sind gestreckt.
Halten Sie die rechte Hand (Männer nehmen
die linke) vor den Magen, Handfläche zum
Himmel, Daumen und kleiner Finger bilden
einen Kreis, die anderen Finger sind gestreckt.
Zählen Sie beim Einatmen bis vier und atmen
Sie in einem starken Zug aus. Wiederholen Sie
den Vorgang.

So wirkt die Übung gegen Ungeduld

■ fördert Weisheit, Intelligenz und Geduld
durch Druck auf die Reflexzone der Mittel-
fingerkuppe
■ fördert innere Ruhe und Gelassenheit durch
Druck auf die Reflexzone der Kuppe des
kleinen Fingers
■ stärkt folgenden Testmuskel: Großen Rundmuskel (LG)
■ aktiviert das Halswirbelsegment
■ gleicht Nabel- und Herzchakra aus

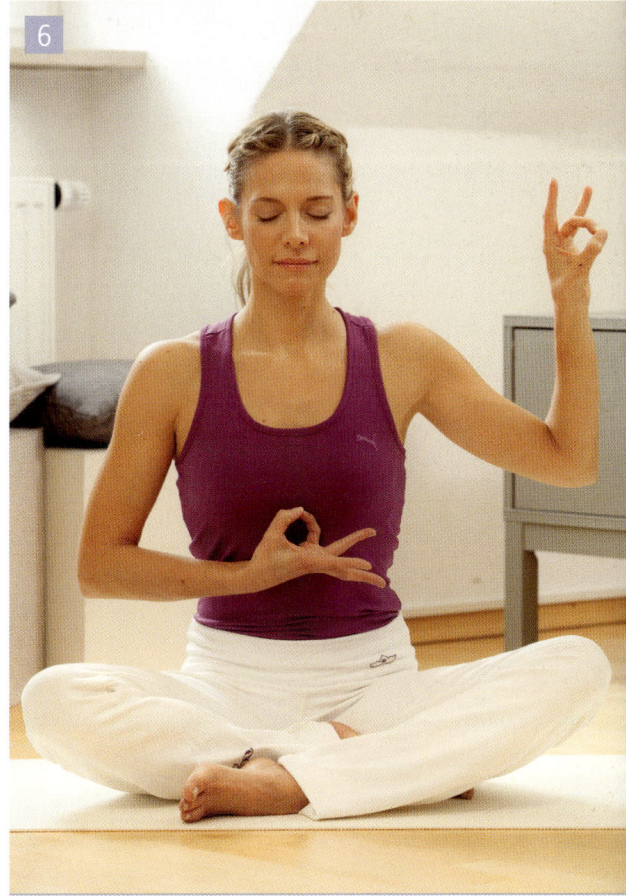

Mudra für Geduld

7 Nehmen Sie eine aufrechte Körperhaltung ein. Heben Sie die Arme auf Schulterhöhe, Ellbogen im rechten Winkel, Hände auf Ohrhöhe, Finger gen Himmel, Handflächen nach außen. Daumen und Zeigefinger bilden einen Kreis, die anderen Finger sind gestreckt. Atmen Sie lang und tief und verweilen Sie einige Zeit in dieser Haltung.

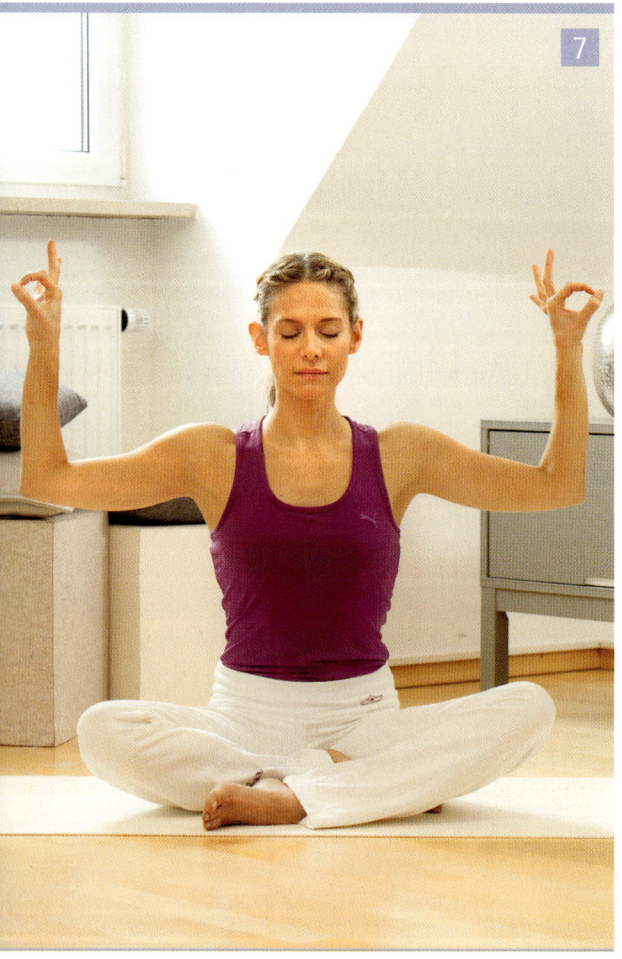

7

TIPP
Sprechen oder singen Sie das Mantra:
»Ek ong kar sat guru prasaad« – Gott und ich sind eins.

So wirkt die Übung gegen Ungeduld
- fördert Weisheit, Intelligenz und Geduld durch Druck auf die Reflexzone der Zeigefingerkuppe
- stärkt folgenden Testmuskel: Großen Rundmuskel (LG)
- aktiviert das Halswirbelsegment
- gleicht das Herzchakra aus

SOS-Tipp: Ausatmung fokussieren

Wenn Sie Geduld benötigen, konzentrierten Sie sich auf Ihre Ausatmung und verstärken Sie diese, indem Sie mit Nachdruck ausatmen und/oder die Ausatmung verlängern.

So wirkt die Übung gegen Ungeduld
- weitet das Lenkergefäß

Geduldstraining

- listen Sie Ihre ganz persönlichen alltäglichen Auslöser für Ungeduld auf
- gehen Sie die Situationen theoretisch durch und entwickeln Sie Strategien
- beobachten und kommentieren Sie innerlich Ihre Reaktionen

Schlafstörungen > gesunder Schlaf

Die vielfältigen Ursachen von Schlafstörungen basieren meist auf einer grundsätzlichen, mentalen Unruhe. Die Fähigkeit, gesund zu schlafen, kann über folgende Ebenen erlangt werden:

Meridiane

- Kreislauf-Sexus-Meridian (KS) > Schlaflosigkeit, Energieungleichgewicht im Körper
- Nierenmeridian (NI) > Schlafprobleme, Unruhe

Akupressurpunkte

- NI 3 > Energiestau, Schlaflosigkeit, Gedankenkarussell
- NI 6 > Müdigkeit

Kinesiologische Testmuskeln

- Mittlerer Gesäßmuskel (von der Darmbeinschaufel zum Oberschenkelknochen) > KS
- Lendenmuskel (von den Brust- und Lendenwirbeln zum Oberschenkelknochen) > NI

Organzuordnung

- Hypophyse (Hauptdrüse)
- Schilddrüse
- Zirbeldrüse

Spinalnervensystem

Halswirbelsegment:

- HW 1 > Schlafstörung, Nervosität, Nervenanspannung

Chakren

- Nabelchakra > Unsicherheit, Schlafstörungen und Albträume

Schmetterling

1 Setzen Sie sich aufrecht hin und legen Sie Ihre Fußsohlen aneinander. Greifen Sie dabei mit den Händen unterhalb der Fußgelenke an den Akupressurpunkt NI 3 (s. S. 52). Lassen Sie nun die Knie auf und ab wippen: Einatmen, wenn Sie die Knie nach oben heben, ausatmen, wenn die Knie nach unten sinken.

So wirkt die Übung gegen Schlafstörungen

- weitet den Nierenmeridian
- stimuliert den Akupressurpunkt NI 3
- stärkt folgende Testmuskeln: Lenden- (NI) und Mittleren Gesäßmuskel (KS)
- gleicht das Nabelchakra aus

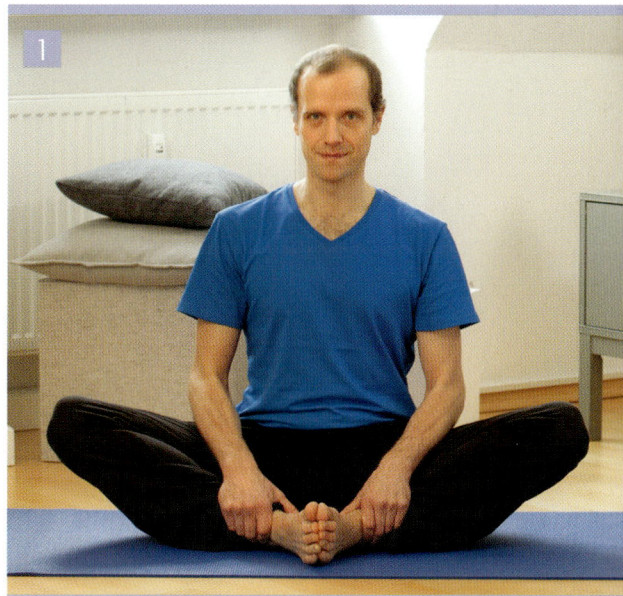

Brückenposition

2 Setzen Sie sich mit geradem Rücken auf den Boden. Die Füße hüftbreit aufgestellt, die Hände stützen sich (mit nach vorne zeigenden Fingern) neben dem Gesäß auf dem Boden ab. Einatmend heben Sie nun langsam das Becken an, bis Ihr Rumpf eine Waagerechte bildet. Legen Sie den Kopf vorsichtig in den Nacken. Spannen Sie kurz alle Muskeln an und lösen Sie sich ausatmend behutsam wieder aus der Brückenposition, indem Sie zuerst den Kopf wieder anheben und dann langsam den restlichen Körper senken. Wiederholen Sie die Bewegungen.

TIPP Wenn Sie zu Schwindel neigen, halten Sie den Nacken lang und das Kinn zum Brustbein gezogen.

So wirkt die Übung gegen Schlafstörungen

- weitet den Kreislauf-Sexus-Meridian
- kräftigt folgende Testmuskeln: Lenden- (NI) und Mittleren Gesäßmuskel (KS)
- aktiviert das Halswirbelsegment
- reguliert Schilddrüsenfunktion, Hypophyse und Zirbeldrüse

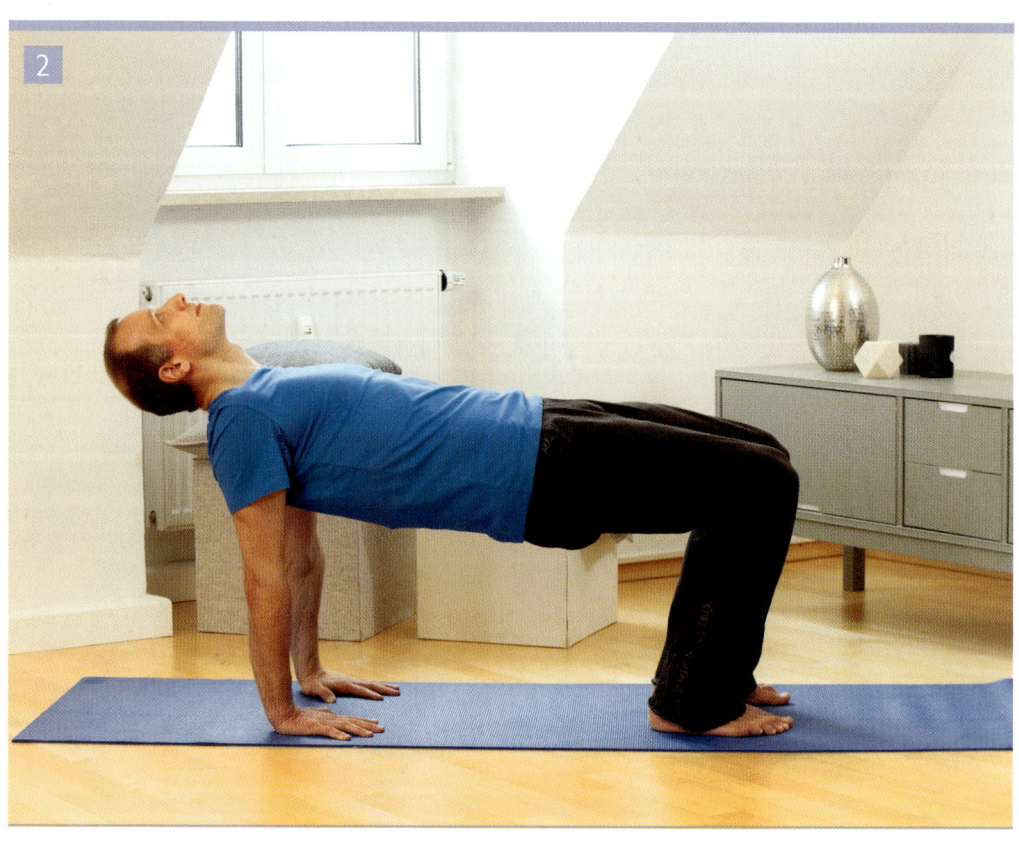

Hund, der zum Boden schaut

3 Kommen Sie in die Päckchenhaltung und strecken Sie die Arme mit gespreizten Fingern gerade nach vorne aus. Ziehen Sie Ihr Gesäß zum Himmel und Ihr Brustbein Richtung Knie, sodass Sie auf Händen und Füßen stehend ein Dreieck bilden. Stabilisieren Sie Ihre Lendenwirbelsäule, indem Sie Ihre Bauch- und Beckenbodenmuskeln anspannen. Achten Sie auf einen möglichst geraden Rücken und ziehen Sie die Fersen in Richtung Boden. Verweilen Sie lang und tief atmend einige Zeit in dieser Haltung.

TIPP Wenn Sie Schwierigkeiten haben, gleichzeitig Rücken und Beine zu strecken, bleiben Sie im Rücken gerade und beugen Sie die Knie; die Fersen heben etwas an.

So wirkt die Übung gegen Schlafstörungen

- weitet Nieren- und Kreislauf-Sexus-Meridian
- aktiviert das Halswirbelsegment
- reguliert die Funktion der Hypophyse und der Zirbeldrüse
- erhöht die Blutzufuhr zum Gehirn

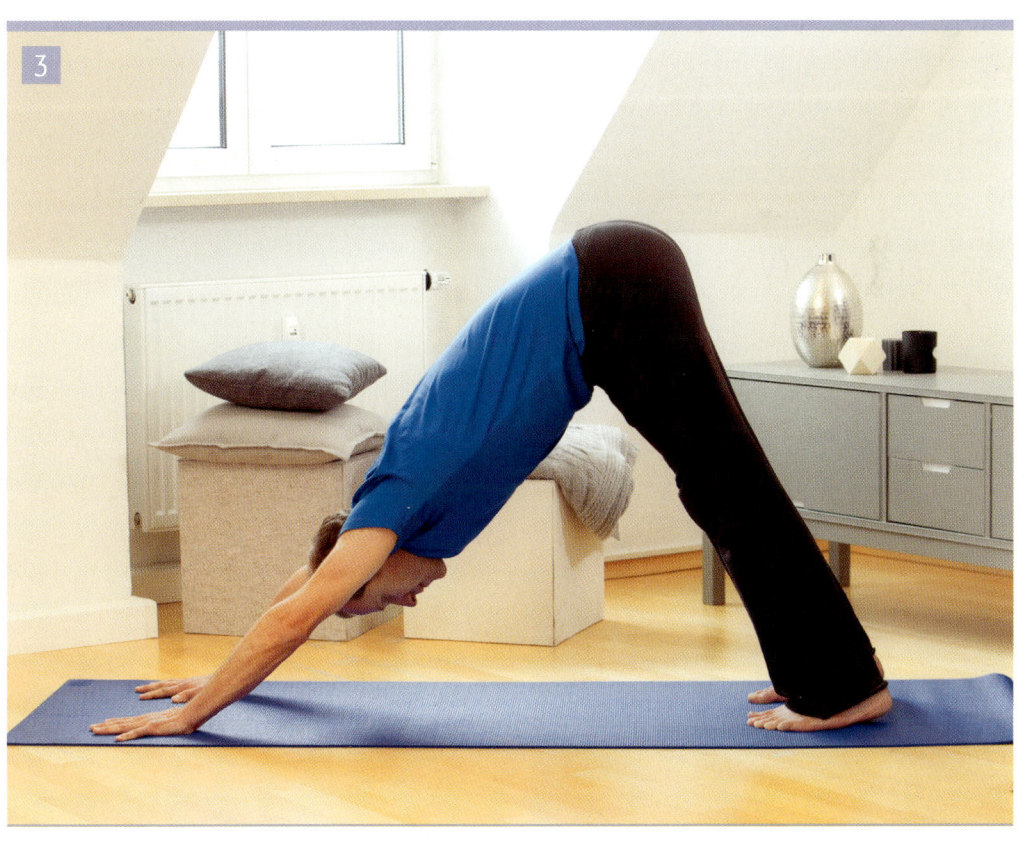

3

Pflug

Legen Sie sich auf den Rücken, die Arme neben dem Körper auf dem Boden ausgestreckt, die Füße aufgestellt. Schwingen Sie die Beine hinter den Kopf, dabei hebt die Hüfte mit an, der Schultergürtel bleibt unbedingt liegen. Atmen Sie lang und tief und verweilen Sie einige Zeit in dieser Haltung.

Variante 2

4 In der Pflug-Haltung umfassen Sie mit den Händen Ihre Füße. Drücken Sie mit dem Daumen in die Vertiefung dicht unter dem Innenknöcheln jeweils den Akupressurpunkt NI 6. Atmen Sie lang und tief und verweilen Sie einige Zeit in dieser Haltung.

Variante 1

5 In der Pflug-Haltung umfassen Sie mit den Händen Ihre Füße. Drücken Sie mit dem Daumen in die Vertiefung zwischen Innenknöchel und Achillessehne jeweils den Akupressurpunkt

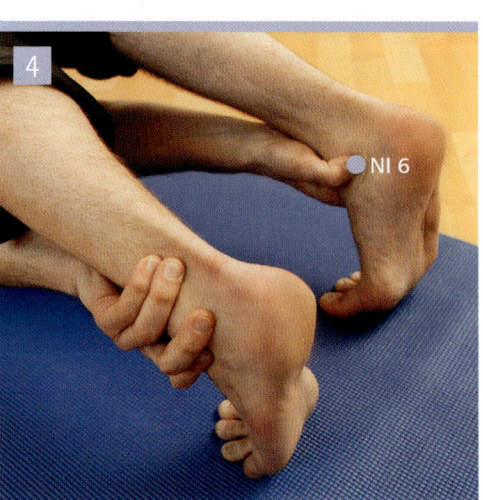

NI 3 (s. S. 52). Atmen Sie lang und tief und verweilen Sie einige Zeit in dieser Haltung.

6 Unterstützen Sie gegebenenfalls die Haltung, indem Sie mit den Händen das Gesäß stützen.

So wirkt die Übung gegen Schlafstörungen

- weitet den Nierenmeridian
- drückt den Akupressurpunkt NI 3 oder alternativ NI 6
- massiert die Schilddrüse
- gleicht das Nabelchakra aus

Entspannung mit tiefer liegendem Kopf

7 Legen Sie sich mit dem Schultergürtel entspannt auf eine Unterlage (Matte oder Ähnliches), sodass der Kopf etwas tiefer liegt als der restliche Körper. Atmen Sie lang und tief und verweilen Sie einige Zeit in dieser Haltung.

So wirkt die Übung gegen Schlafstörungen

- aktiviert das Halswirbelsegment
- reguliert die Funktion der Hypophyse und der Zirbeldrüse
- entspannt die Schilddrüse
- erhöht die Blutzufuhr zum Gehirn

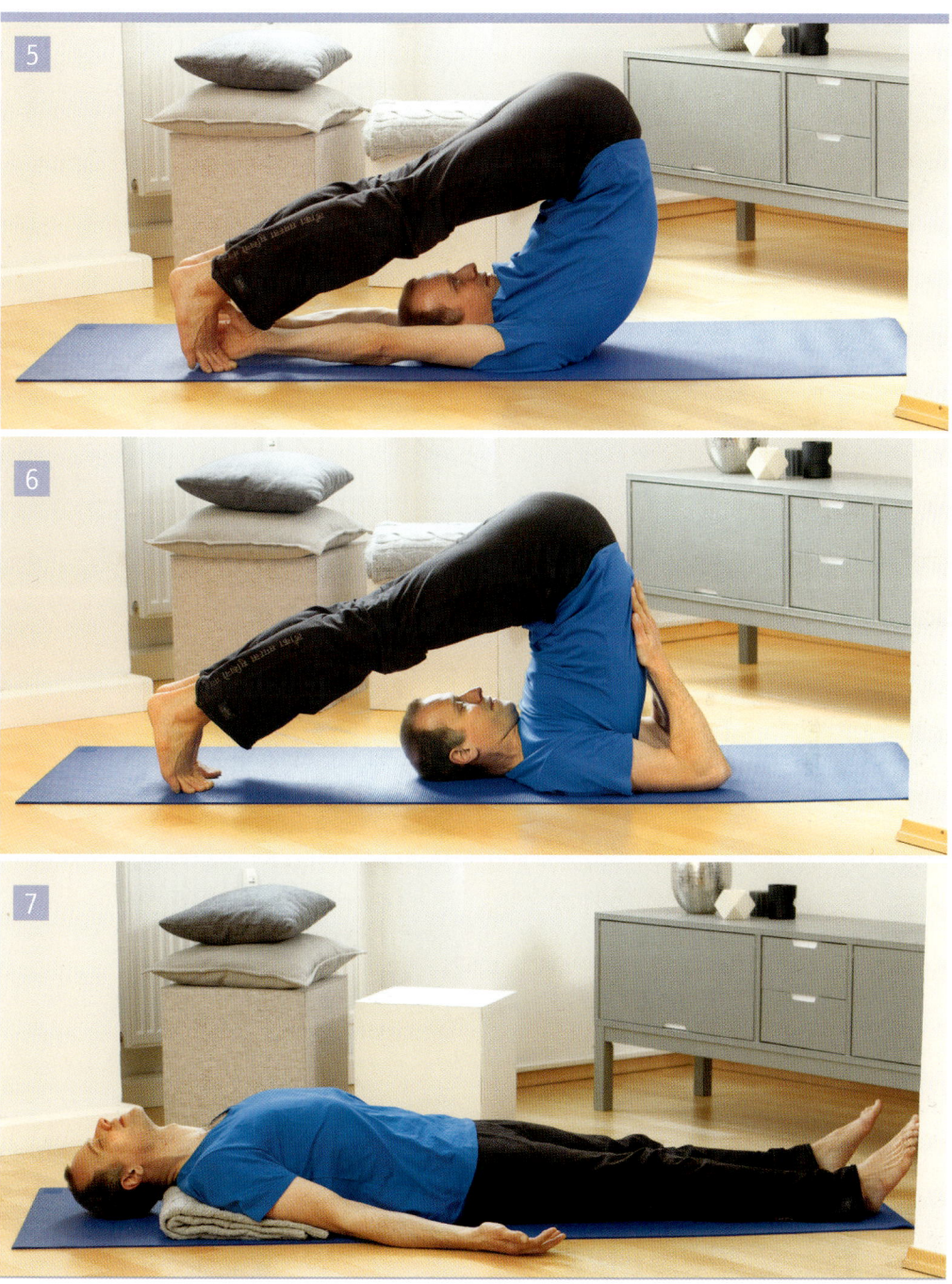

Shakti-Mudra

8 Nehmen Sie eine möglichst aufrechte Körperhaltung ein. Legen Sie Ring- und kleinen Finger jeweils aneinander. Die anderen Finger sind locker über den nach innen gelegten Daumen gebeugt. Spüren Sie dem Atem im Beckenraum nach und verlängern Sie nach und nach das Ausatmen.

TIPP Diese Mudra können Sie zum Einschlafen in leicht abgeänderter Form praktizieren: Legen Sie sich in die Seitenlage, nehmen Sie einen Kissenzipfel zwischen die Hände, sodass er zwischen den nach innen gebeugten Fingern liegt. Ring- und kleine Finger berühren sich wie zuvor.

So wirkt die Übung gegen Schlafstörungen

- fördert innere Ruhe und Gelassenheit durch Druck auf die Reflexzone der Kuppe des kleinen Fingers
- fördert Lebenskraft und Vitalität durch Druck auf die Reflexzone der Kuppe des Ringfingers

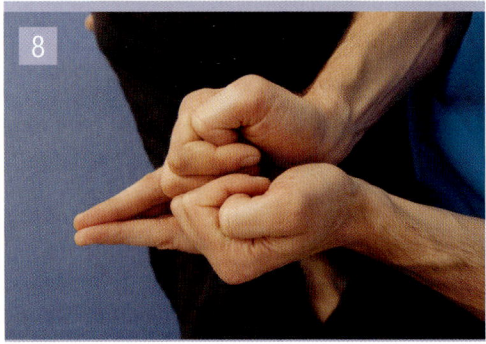
8

- beruhigt die Atmung im unteren Brust- und Bauchraum
- lässt den Geist zur Ruhe kommen

SOS-Tipp: Bienenatmung

Atmen Sie mit einem leichten Schnarchton im Kehlbereich durch beide Nasenlöcher ein, bis die Lunge angenehm gefüllt ist. Halten Sie, wenn möglich, den Atem für einige Sekunden an. Atmen Sie dann mit feinem Summton wie eine Biene (heller, hoher Ton) lange durch beide Nasenlöcher wieder aus. Wiederholen Sie die Übung. Das entspannt den Geist und lässt die Gedanken zur Ruhe kommen.

SOS-Tipp bei ungewollter Müdigkeit: Zehenspitzen

9 Stellen Sie sich in den »aufrechten Stand« (S. 18) und strecken Sie Ihre Arme nach oben. Die Schultern sind entspannt, der Nacken lang. Während Sie mit den Fußsohlen am Boden stehen, atmen Sie ein, und wenn Sie auf die Zehenspitzen kommen, atmen Sie aus. Wiederholen Sie die Bewegung.

So wirkt die Übung gegen Schlafstörungen

- weitet Nieren- und Kreislauf-Sexus-Meridian
- gleicht Schilddrüse, Hypophyse (Hauptdrüse) und Zirbeldrüse (Hormonabgabe ins Blut) aus
- bringt Kreislauf und Flüssigkeitshaushalt in Schwung
- regt die Durchblutung an

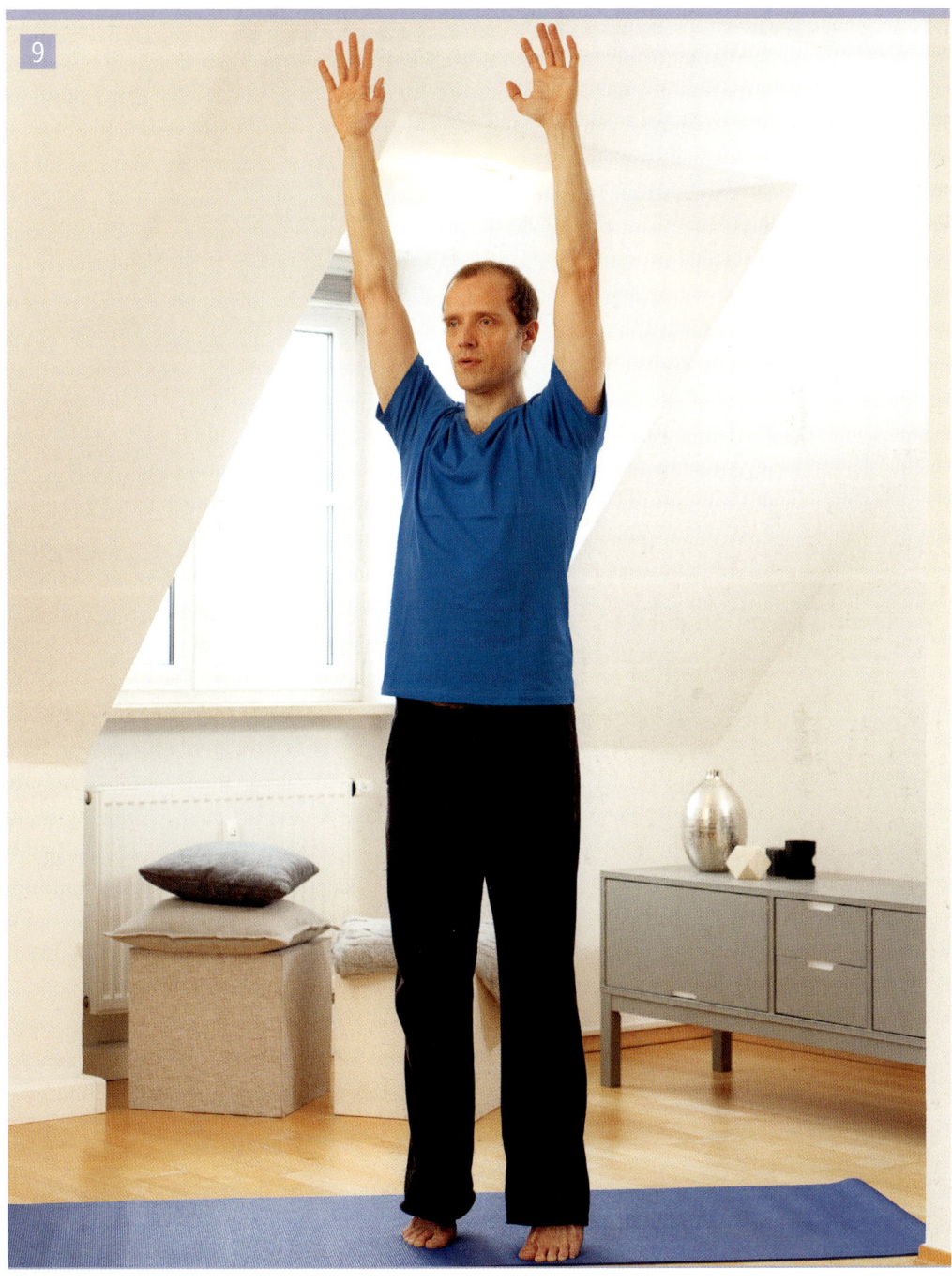

Depressive Verstimmung > gute Laune

Das Gefühl großer Niedergeschlagenheit verbindet sich mit dem Verlust des Selbstwertgefühls, einem ausgeprägten Schuldbewusstsein und einer negativen Sicht der Dinge im Allgemeinen und der eigenen Zukunft im Speziellen. Ein positives Gefühl zu sich selbst kann über folgende Ebenen erreicht werden:

Meridiane

- Blasenmeridian (BL) > Tränenausbrüche, Ängste und Willensschwäche, mangelnde Tatkraft, Besorgnis
- Dickdarmmeridian (DI) > Unterdrückung von Emotionen, Antriebslosigkeit
- Lungenmeridian (LU) > Depression, Melancholie
- Nierenmeridian (NI) > Kreislaufschwäche, Atembeschwerden, Lustlosigkeit, depressive Verstimmung, Anspannung, Müdigkeit

Akupressurpunkt

- NI 6 > Anspannung, Depression, Müdigkeit

Kinesiologische Testmuskeln

- Wadenbeinmuskel (vom Schien- und Wadenbein zum Fußmittelknochen) > BL
- Oberschenkelbinderspanner (vom Darmbeinstachel zum Kniegelenk) > DI
- Vorderer Sägemuskel (von den oberen Rippen zur Schulterblattunterseite) > LU
- Lendenmuskel (von allen Lendenwirbeln zur Innenseite der Oberschenkelknochen) > NI

Spinalnervensystem

Brustwirbelsegment:

- BW10 > chronische Müdigkeit

Organzuordnung

- Herz

Chakren

- Wurzelchakra > Kraftlosigkeit, Verlorenheit, Ängste
- Herzchakra > Seelenschmerz, emotionale Blockaden, Gefühlskälte, Ängste, Mitleid

Erst durch ein geöffnetes Herzzentrum ist der Mensch imstande, das Schöne in sich und in anderen zu sehen.

Sonne und Mond

1 Stellen Sie sich in den »aufrechten Stand« (S. 18), die Füße leicht geöffnet. Atmen Sie tief ein und öffnen Sie sich kraftvoll, indem Sie die Arme weit nach oben in die Diagonalen strecken, die Finger spreizen.

2 Lassen Sie mit dem Ausatmen die Arme sinken, kreuzen Sie die Arme vor der Brust und legen Sie die linke Hand auf die rechte Schulter und die rechte Hand auf die linke Schulter. Gehen Sie leicht in die Knie, die Schultern sinken nach vorne, das Kinn sinkt auf die Brust. Wiederholen Sie die Bewegungen.

So wirkt die Übung gegen depressive Verstimmung

- weitet Lungen- und Nierenmeridian (»Sonne«)
- weitet Blasen- und Dickdarmmeridian (»Mond«)
- stärkt folgenden Testmuskel: Vorderen Sägemuskel (LU)

- aktiviert das Brustwirbelsegment
- massiert das Herz (durch den Wechsel von geöffneter und geschlossener Position wird dem Herzen sowohl Raum als auch Schutz gegeben)
- gleicht das Herzchakra aus
- unterstützt das Selbstbewusstsein und die Liebe zu sich selbst

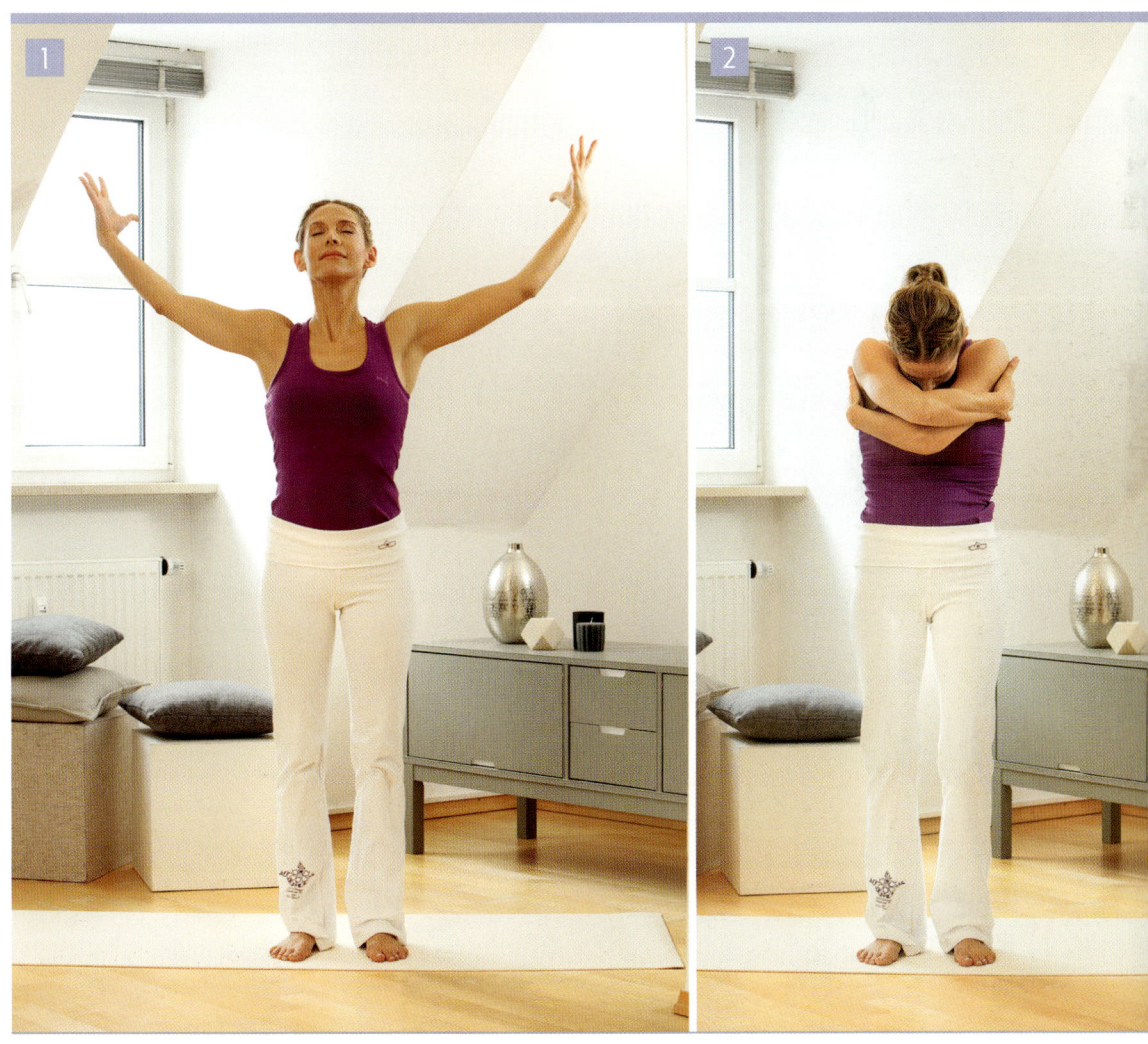

Herzöffner, Variation im Stehen mit Drehung

3 Stellen Sie sich in den »aufrechten Stand« (S. 18). Um Ihre Position zu stabilisieren, ziehen Sie den Bauchnabel in Richtung Wirbelsäule und spannen Sie den Beckenboden an.

Legen Sie Ihre rechte Hand auf Ihr Brustbein und strecken Sie einatmend Ihren linken Arm so nach hinten aus, sodass sich Ihre linke Hand höher als Ihre Schulter befindet. Durch Druck

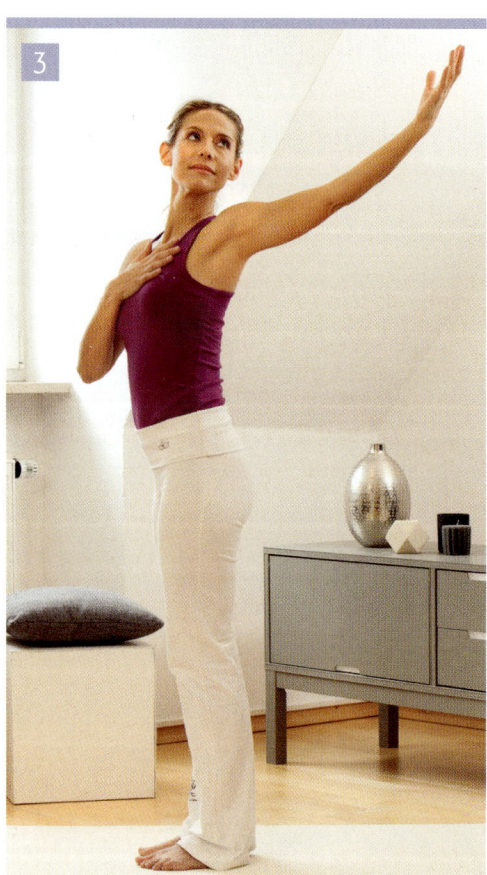

auf Ihre Fußinnenkanten erzeugen Sie mehr Spannung in Ihrem Beckenboden.

Wechseln Sie die Seite und strecken Sie ausatmend Ihren rechten Arm nach hinten aus. Wiederholen Sie die Bewegung immer dynamischer. Geben Sie Herz und Lunge mehr Platz, indem Sie den Übungsradius ausdehnen.

So wirkt die Übung gegen depressive Verstimmung

- weitet Lungen- und Nierenmeridian
- aktiviert das Brustwirbelsegment
- regt das Herz-Kreislauf-System an
- steigert das Atemvolumen
- öffnet Raum für das Herz
- gleicht das Herzchakra aus

Grätschsitz

4 Setzen Sie sich mit aufrechtem Rücken und gegrätschten Beinen auf den Boden; die Zehen sind angezogen. Spannen Sie dabei den Beckenboden an. Ziehen Sie Ihr Kinn leicht ins Doppelkinn, der Nacken bleibt lang. Umfassen Sie Ihre Füße und drücken Sie mit den Daumen in die Vertiefung dicht unter den Innenknöcheln jeweils den Akupressurpunkt NI 6. Beugen Sie gegebenenfalls die Knie. Atmen Sie lang und tief und verweilen Sie einige Zeit in dieser Haltung.

So wirkt die Übung gegen depressive Verstimmung

- stärkt folgende Testmuskeln: Wadenbein- (BL) und Lendenmuskel (NI)
- drückt den Akupressurpunkt NI 6
- gleicht das Wurzelchakra aus

Sonnen-Mudra gegen Stimmungstiefs

5 Nehmen Sie eine aufrechte Körperhaltung ein. Beugen Sie die Daumen in die Handflächen der jeweiligen Hand und legen Sie die Kuppen der Ringfinger und kleinen Finger beider Hände zusammen. Die anderen Finger sind leicht gebeugt. Atmen Sie tief ein, halten Sie den Atem einen Moment, atmen Sie lang aus, machen Sie wieder eine Atempause und beginnen Sie den Atemzyklus erneut.

So wirkt die Übung gegen depressive Verstimmung

- hilft bei der Überwindung von Stimmungstiefs
- spricht Lunge, Herz und Gehirn sowie einen zentralen Nervenknotenpunkt durch Druck auf die Handreflexzonen an
- fördert innere Ruhe und Gelassenheit durch Druck auf die Reflexzone der Kuppe des kleinen Fingers
- fördert Lebenskraft und Vitalität durch Druck auf die Reflexzone der Kuppe des Ringfingers

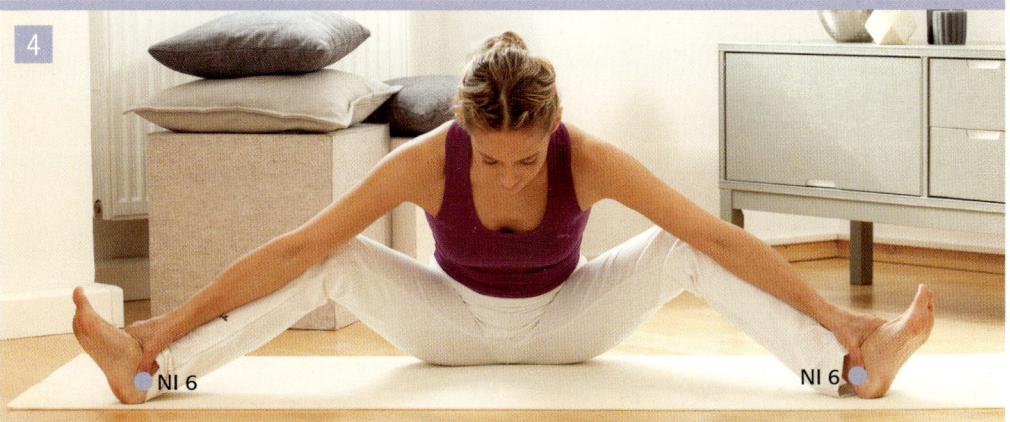

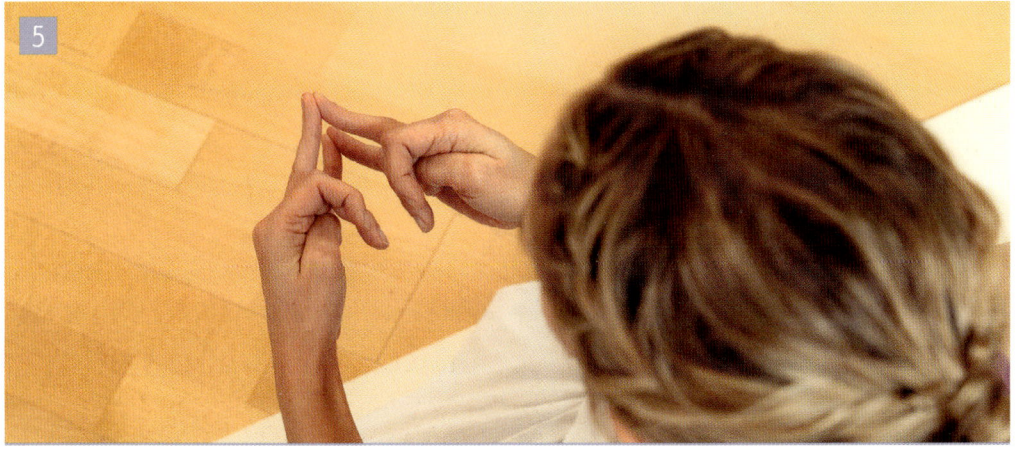

Set, um Liebe zu dir selbst zu wecken

Setzen Sie sich in die »einfache Haltung« (S. 18). Wenn Sie mögen, schließen Sie die Augen und konzentrieren Sie sich auf den Punkt zwischen Ihren Augenbrauen, das »dritte Auge«. Führen Sie folgende drei Übungen hintereinander aus:

6 Halten Sie die rechte Handfläche über den Scheitelpunkt (Kronenchakra) und die linke Hand auf Schulterhöhe (nahe am Körper), die Handfläche zeigt nach vorn. Atmen Sie lang und tief für 11 Minuten.

7 Strecken Sie die Arme auf Schulterhöhe nach vorne, die Handflächen zeigen nach unten. Halten Sie Ihre Schultern unten. Atmen Sie lang und tief für 3 Minuten.

8 Strecken Sie die Arme nach oben, die Handflächen zeigen nach vorne. Halten Sie Ihre Schultern unten. Atmen Sie lang und tief für 3 Minuten.

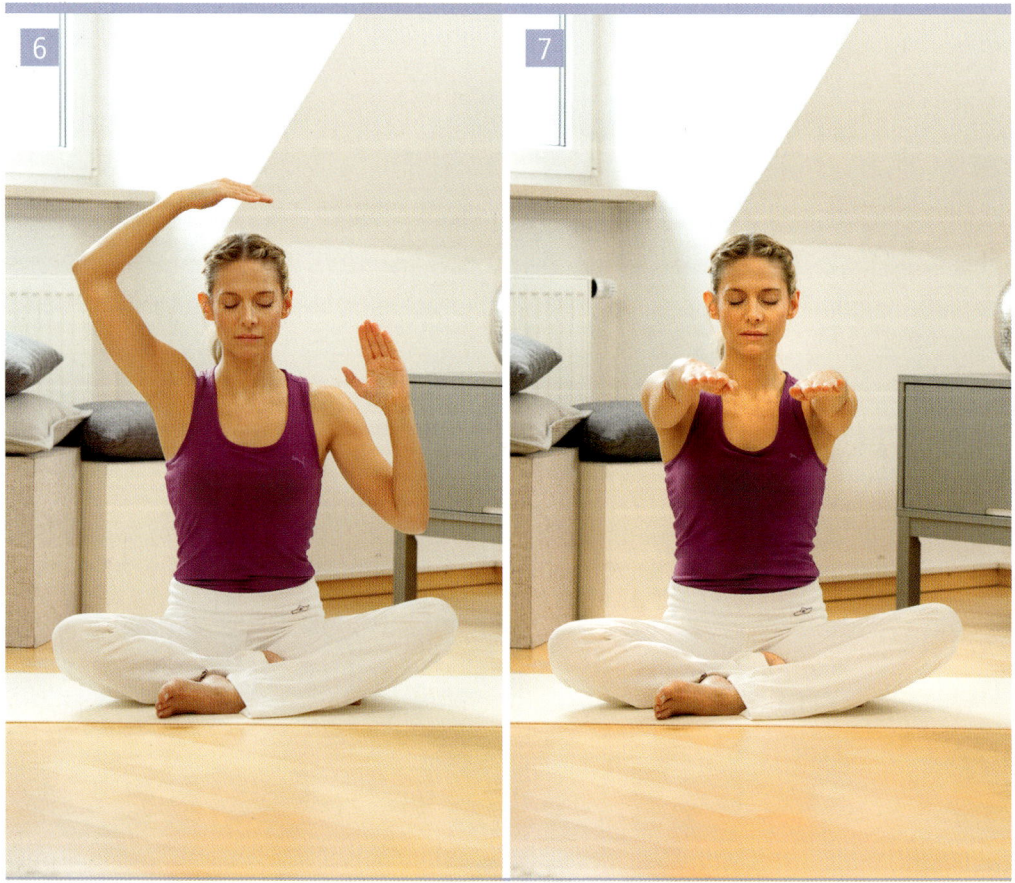

So wirkt die Übung gegen depressive Verstimmung

- weitet Dickdarm-, Lungen- und Nieren-meridian
- stärkt den Vorderen Sägemuskel (LU)
- bietet Raum für sich selbst
- gleicht Herz- und Wurzelchakra aus

TIPP Stellen Sie sich einen Wecker, um entspannt zu verweilen.

SOS-Tipp: Daumen hoch!

9 Wann immer Sie eine Faust formen, ob ganz bewusst oder situationsbedingt, lassen Sie den Daumen außen und strecken Sie ihn hoch!

So wirkt die Übung gegen depressive Verstimmung

- lässt die Lebensenergie (Ki/Chi/Prana) freier fließen
- erleichtert eine tiefe Atmung
- man fühlt sich merklich befreiter

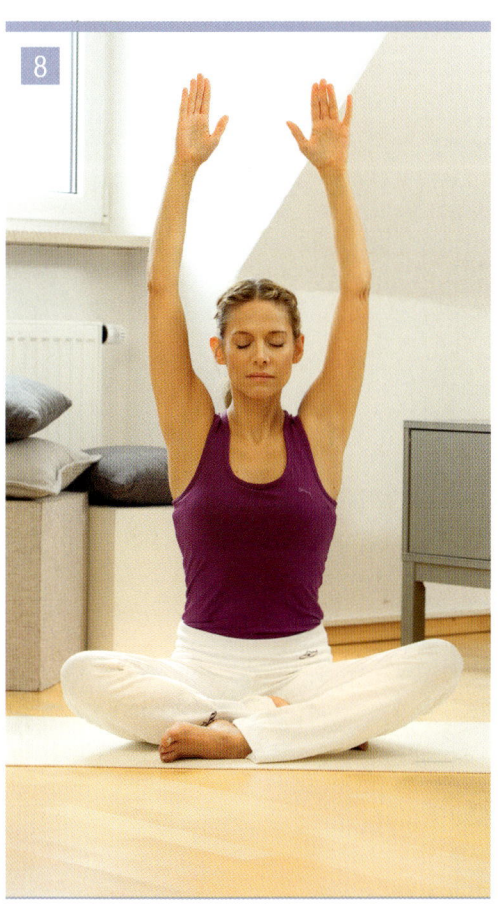

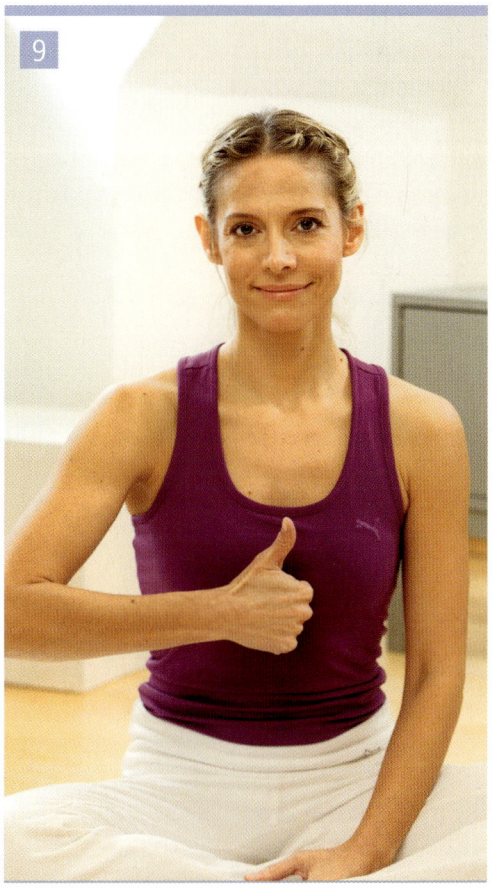

Stress > Entspannung

Stress ist die Zivilisationskrankheit Nummer eins und findet sowohl im Kopf als auch im Körper statt. Eine Entspannung in beiden Bereichen kann über folgende Ebenen erreicht werden:

Meridiane

- Herzmeridian (HE) > energetische Schwäche
- Lebermeridian (LE) > Reizbarkeit, Frustrationsgefühle
- Magenmeridian (MA) > Nervenüberreizung, sich immer gestresst fühlen, mangelnde Konzentration durch Zerstreuung und Überinformation
- Nierenmeridian (NI) > Rastlosigkeit, Überarbeitung, ständiger Stress, dem man nicht ausweichen kann

Akupressurpunkte

- LE 3 > emotionaler Stress, Frustrationsgefühle

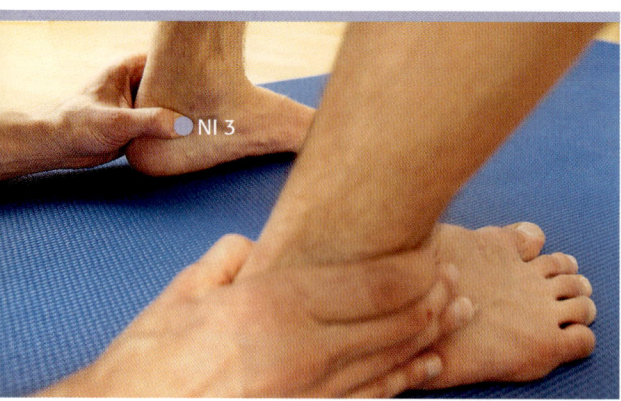

Akupressurpunkt NI 3 (Energieschwäche, -stau)

- HE 4 > nervöse Herzbeschwerden
- HE 7 > Herzbeschwerden, Unruhe, Reizbarkeit, Stress
- NI 3 > Energieschwäche, Energiestau

Kinesiologische Testmuskeln

- Unterschulterblattmuskel (vom Schulterblatt zum Oberarmknochen) > HE
- Großer Brustmuskel (vom Brustbein zum Oberarmknochen), Brustbeinanteile > LE
- Großer Brustmuskel (vom Schlüsselbein zum Oberarmknochen) > MA
- Lendenmuskel (von den Brust- und Lendenwirbeln zum Oberschenkelknochen) > NI

Spinalnervensystem

Brustwirbelsegment:

- BW 2 > Herzbeschwerden
- BW 7 > Magengeschwüre, Magenbeschwerden

Organzuordnung

- Herz
- Magen

Chakren

- Nabelchakra > Gefühl von innerer Überreizung, Zweifel, übertriebener Ehrgeiz und Leistungsdenken

Muskulär

- Muskelverspannungen
- Muskelverhärtungen

Kleiner Sonnengruß

Verbinden Sie die folgenden Positionen zu einer langsam fließenden Abfolge (S. 53 bis S. 55). Achten Sie darauf, dass Ihre Schultern während der ganzen Übung den größtmöglichen Abstand zu den Ohren halten.

1 Knien Sie sich hin, lassen Sie Ihr Gesäß auf die Fersen sinken, beugen Sie den Oberkörper vor, die Stirn sinkt zum Boden. Strecken Sie Ihre Arme vor Ihrem Kopf aus. Legen Sie die Hände schulterbreit so auf den Boden, dass die Unterarme flach aufliegen.

2 Heben Sie einatmend den Kopf. Die Halswirbelsäule lassen Sie trotzdem entspannt.

3 Kommen Sie ausatmend in die Bankposition, die Hände senkrecht unter den Schultern, die Knie hüftbreit unter dem Becken. Stellen Sie Ihre Zehen auf.

4 Machen Sie einen Katzenbuckel. Ziehen Sie dabei den unteren Bauch an die Wirbelsäule heran, aktivieren Sie Ihre Beckenbodenmuskulatur, das Kinn zieht zum Brustbein.

5 Rollen Sie mit dem Einatmen Ihre Wirbelsäule (vom Steißbein ausgehend) Wirbel für Wirbel ins Hohlkreuz.

6 Stellen Sie mit dem Ausatmen die Füße auf. Ziehen Sie Ihr Gesäß zum Himmel und Ihr Brustbein Richtung Knie, sodass Sie auf Händen und Füßen stehend ein Dreieck bilden. Die Fersen ziehen Richtung Boden. Stabilisieren Sie Ihre Lendenwirbelsäule,

indem Sie Ihre Bauch- und Beckenbodenmuskeln anspannen.

7 Setzen Sie mit dem Einatmen die Knie auf, kommen Sie zurück in die Bankposition und machen Sie den Rücken Wirbel für Wirbel gerade.

8 Strecken Sie Ihre Füße auf der Erde aus. Lassen Sie mit dem Ausatmen Ihr Gesäß auf die Fersen und Ihre Stirn auf den Boden sinken. Achten Sie darauf, dass Ihre Arme weiterhin schulterbreit nach vorne gestreckt bleiben.

Wiederholen Sie die Bewegungsabfolge.

So wirkt die Übungsabfolge gegen Stress

- weitet Herz- und Nierenmeridian
- stimuliert die Akupressurpunkte HE 4 und HE 7 durch den Druck des Körpergewichts auf die Handgelenke und die Unterarme
- stimuliert den Akupressurpunkt HE 4 durch den Druck der Unterarme auf den Untergrund (Übungen 1, 2, 8)
- stimuliert den Akupressurpunkt HE 7 durch den Druck des Körpergewichts auf die Handgelenke (Übungen 3 bis 7)
- stimuliert den Akupressurpunkt LE 3 durch Aufstellen der Füße
- kräftigt folgende Testmuskeln: Großen Brustmuskel (MA + LE), Unterschulterblattmuskel (HE) und Lendenmuskel (NI)
- aktiviert das Brustwirbelsegment
- massiert den Magen
- öffnet Raum für das Herzen
- löst muskuläre Verspannungen

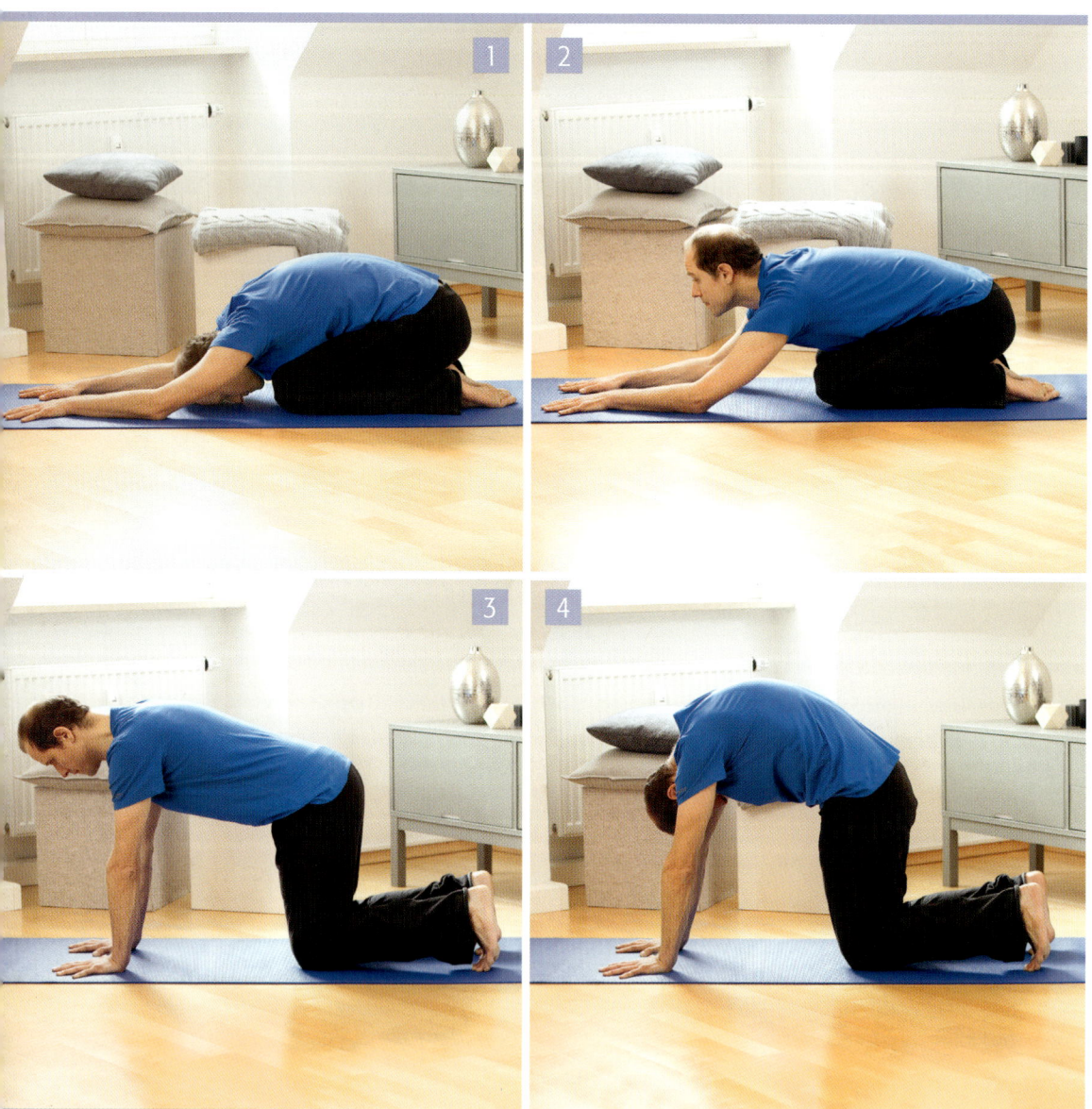

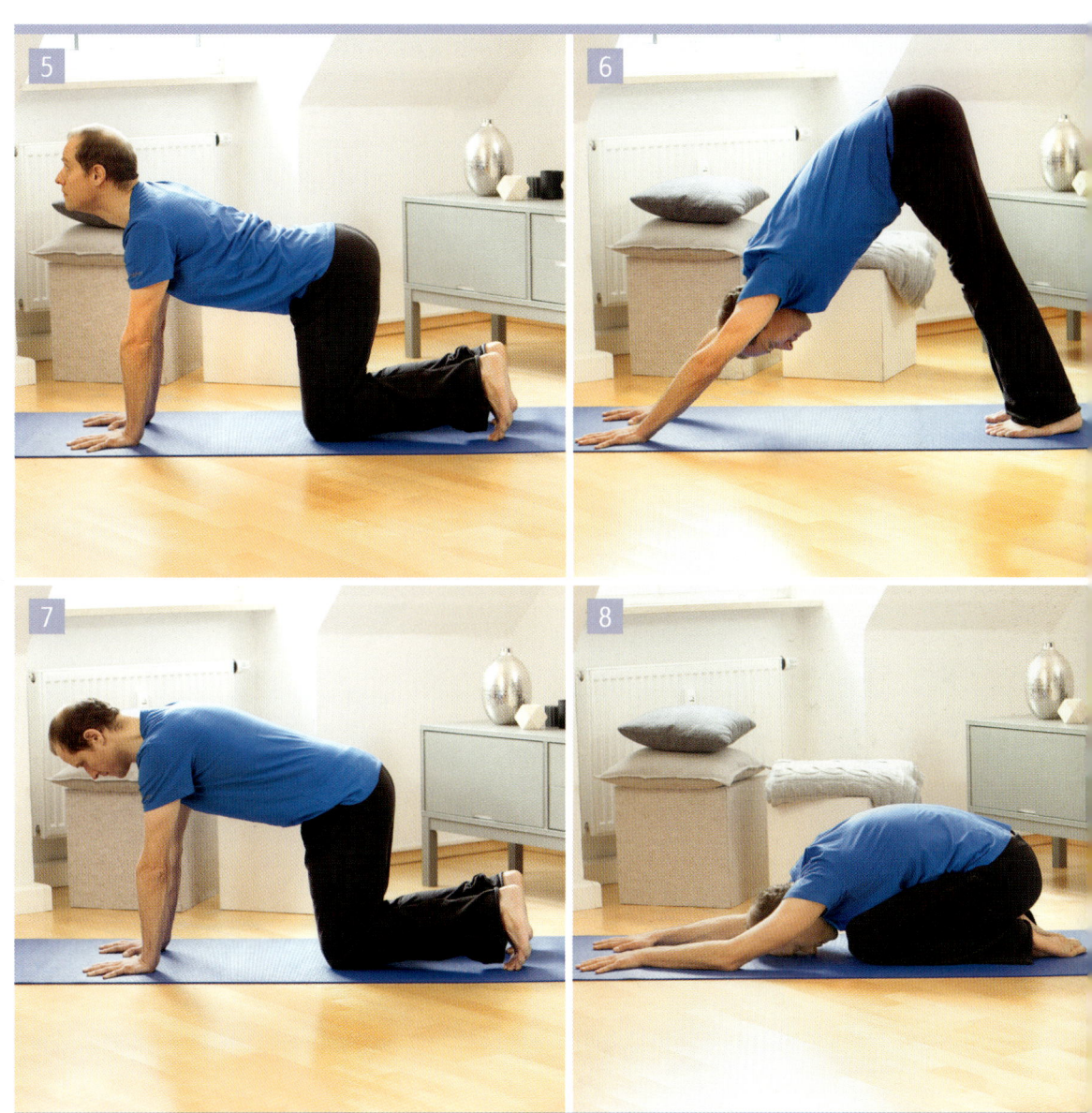

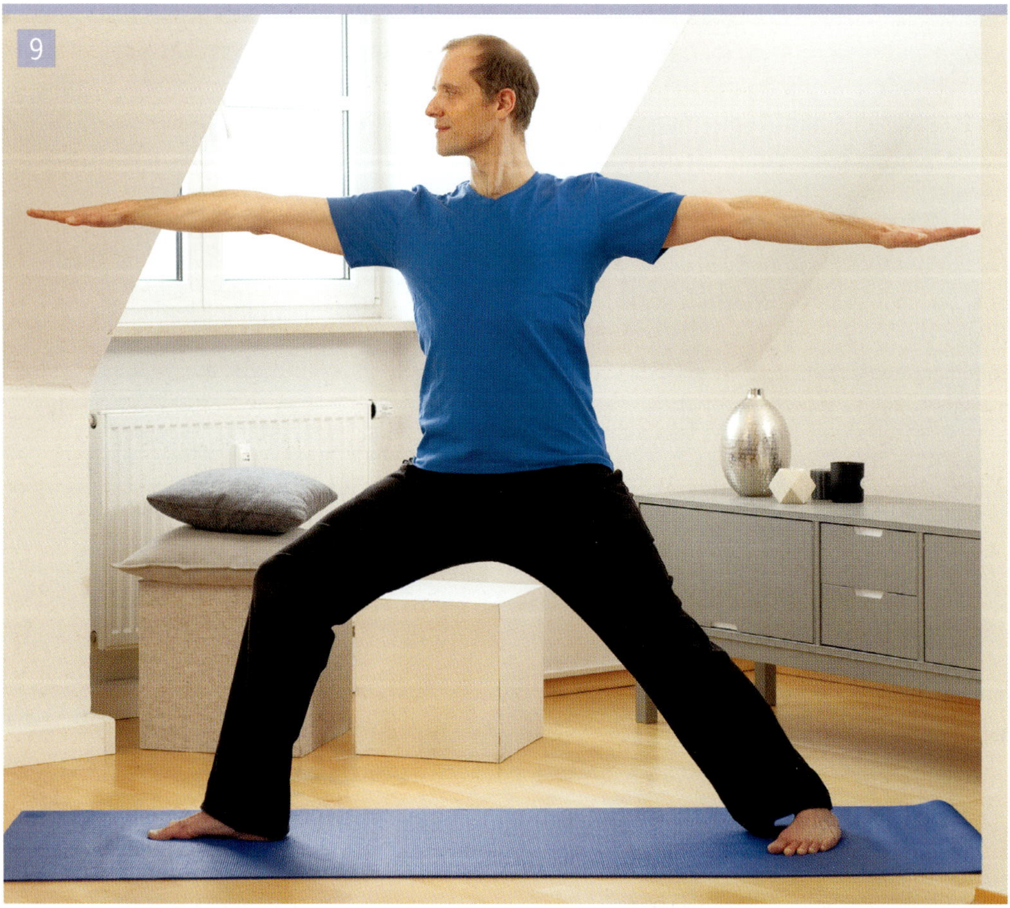

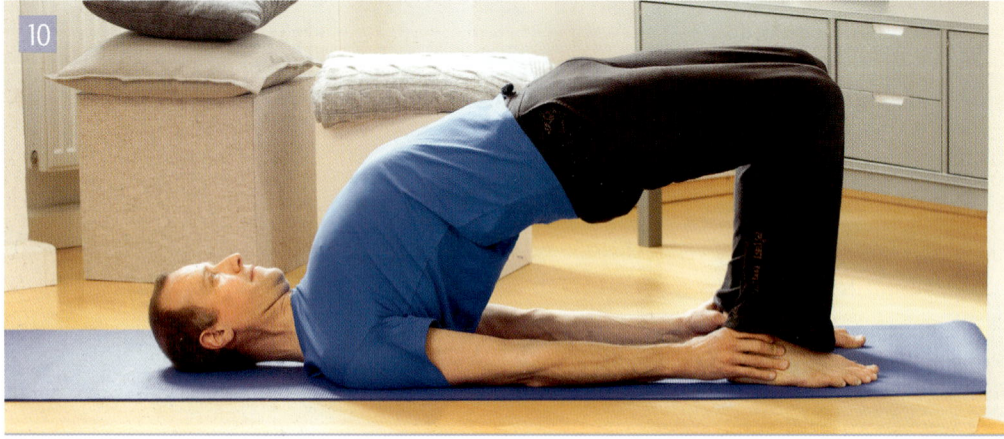

Helden

9 Stellen Sie sich hin und setzen Sie den rechten Fuß mit gebeugtem Knie weit nach vorne (Knie über oder hinter dem Fußgelenk), den linken Fuß mit langem Bein weit zurück. Der rechte Fuß zeigt nach vorne, der linke Fuß steht quer und bleibt flach auf dem Boden. Der Oberkörper ist senkrecht, der rechte Arm zeigt gerade nach vorne, der linke gerade nach hinten. Fokussieren Sie einen Punkt am Horizont. Atmen Sie lang und tief. Wechseln Sie nach einer Weile die Seiten.

So wirkt die Übung gegen Stress
- weitet Leber-, Magen-, Herz- und Nieren-meridian
- kräftigt folgende Testmuskeln: Großen Brustmuskel (MA + LE), Unterschulterblattmuskel (HE) und Lendenmuskel (NI)
- hilft zu fokussieren
- öffnet Raum für das Herz

Brücke

10 Legen Sie sich mit aufgestellten Füßen auf den Rücken und umfassen Sie die Fußgelenke mit den Händen. Greifen Sie mit Ihren Händen Ihre Sprunggelenke. Drücken Sie mit den Daumen jeweils am Innenfuß unter dem unteren Knöchelende in die Vertiefung zwischen 2 Sehnen den Akupressurpunkt NI 3 (s. S. 52). Heben Sie die Hüften so hoch wie möglich. Atmen Sie ein, halten Sie den Atem an. Drücken Sie Ihr Becken noch etwas höher, ausatmend entspannen Sie sich wieder und kommen in die Ausgangsposition zurück. Wiederholen Sie die Bewegung.

So wirkt die Übung gegen Stress
- weitet Leber-, Magen- und Nierenmeridian
- drückt den Akupressurpunkt NI 3
- aktiviert das Brustwirbelsegment
- gleicht das Nabelchakra aus

SOS-Tipp: Meditation bei Stress und plötzlichem Schock

11 Setzen Sie sich in die »einfache Haltung« (S. 18). Legen Sie auf Nabelhöhe die rechte Handfläche in die linke, die Daumenspitzen berühren einander.
Chanten Sie in gleichförmigem Rhythmus dreimal hintereinander das Mantra auf nur einen Atemzug. Benutzen Sie die Zungenspitze, um jedes Wort exakt auszusprechen.

»Sat Naam Sat Naam Sat Naam Sat Naam Sat Naam Sat Naam Wahe Guru.« (Sat = Wahrheit, Nam = Identität, Wahe = Ekstase, Guru = Weg vom Dunkel zum Licht)

So wirkt die Übung gegen Stress
- gleicht die Gehirnhälften aus
- schafft Besonnenheit in Notfallsituationen
- schützt das Nervensystem

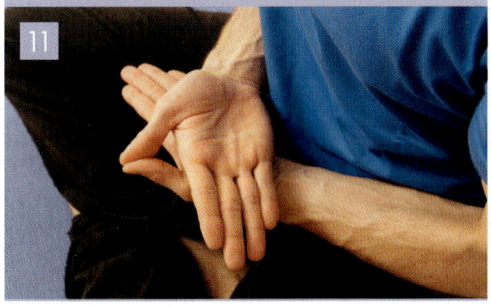

Kopfschmerzen > klarer Kopf

Kopfschmerzen können dumpf, stechend, pochend, spannend oder latent sein sowie sich gar zu einer Migräne ausweiten. Sie sind ein Symptom, das viele Ursachen haben kann und das die Lebensqualität stark einschränkt. Einen klaren Kopf können Sie über folgende Ebenen erreichen:

Meridiane

■ Blasenmeridian (BL) > Kopfschmerzen, Schweregefühl im Kopf, Neigung zu Schwindelanfällen, Augenermüdung, heißer Kopf, Fehlstellung der Halswirbelsäule, verspannter Hals
■ Dreifach-Erwärmer-Meridian (3E) > Kopfschmerzen, Nackenschmerzen
■ Gallenblasenmeridian (GB) > körperliche und geistige Anspannung, Migräne, Kopfschmerzen aufgrund von Augenermüdung
■ Lebermeridian (LE) > Migräne, helmartiger Kopfschmerz

Akupressurpunkte

■ BL 2 > Stirnkopfschmerzen
■ BL 60 > Kopfschmerzen
■ 3E 3 > Halbseitenkopfschmerzen
■ GB 14 > Spannungskopfschmerzen, Augenprobleme
■ LE 3 > Verspannungen

Kinesiologische Testmuskeln

■ Wadenbeinmuskel (vom Schien- und Wadenbein zum Fußmittelknochen) > BL
■ Kleiner Rundmuskel (vom Schulterblatt zum Oberarmknochen) > 3E
■ Vorderer Deltamuskel (vom Schlüsselbein zum Oberarmknochen) > GB
■ Großer Brustmuskel (vom Brustbein zum Oberarmknochen) > LE

Spinalnervensystem

Halswirbelsegment:
■ HW 1 > Kopfschmerzen, Migräne, Nervenanspannung
■ HW 3 > Nervenschmerzen im Hals- und Nackenbereich

Chakren

■ Stirnchakra > Kopfschmerzen

Palmieren

1 Nehmen Sie eine aufrechte Körperhaltung ein. Reiben Sie Ihre Hände aneinander. Legen Sie Ihre Hände entspannt über Ihre geschlossenen Augen und die Stirn. Die Finger üben sanften Druck auf die Augenbrauen aus und stimulieren den Akupressurpunkt GB 14. Bilden Sie eine Mulde über Ihren Augen. Atmen Sie entspannt. Genießen Sie die innere Ruhe und nehmen Sie die Wärme auf. Machen Sie die Übung so lange, bis Sie ruhiger werden.

TIPP Setzen Sie sich alternativ auf einen Stuhl und legen Sie sich ein großes Kissen auf den Schoß – als Stütze für Ihre Ellbogen.

So wirkt die Übung gegen Kopfschmerzen

- drückt den Akupressurpunkt GB 14
- gleicht den Energiefluss beider Gehirnhälften aus
- löst die Anspannung in den Augen
- gleicht das Stirnchakra aus

Baum

2 Stellen Sie sich in den »aufrechten Stand« (S. 18). Heben Sie Ihr linkes Bein und legen Sie den Fuß so hoch wie möglich an den Innenschenkel des rechten Beines. Stabilisieren Sie die Position durch Nachspannen der Rumpf-muskulatur. Verschränken Sie die Hände, drücken Sie auf dem Handrücken zwischen dem 4. und 5. Fingeransatz den Akupressurpunkt 3E 3 (s. Bild S. 60, links) und heben Sie die Arme über den Kopf. Atmen Sie lang und tief. Wechseln Sie nach einer Weile die Seiten.

So wirkt die Übung gegen Kopfschmerzen

- weitet Leber- und Gallenblasenmeridian
- drückt den Akupressurpunkt 3E 3
- stärkt folgende Testmuskeln: Kleinen Rundmuskel (3E), Vorderen Deltamuskel (GB) und Großen Brustmuskel (LE)
- gleicht den Energiefluss beider Gehirnhälften aus

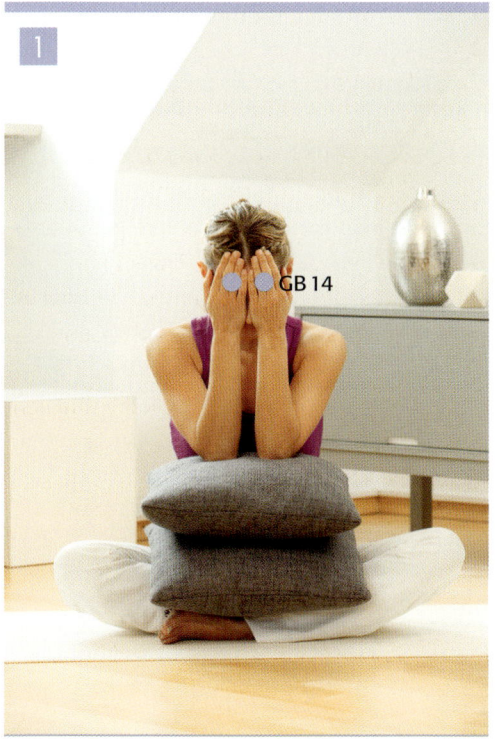

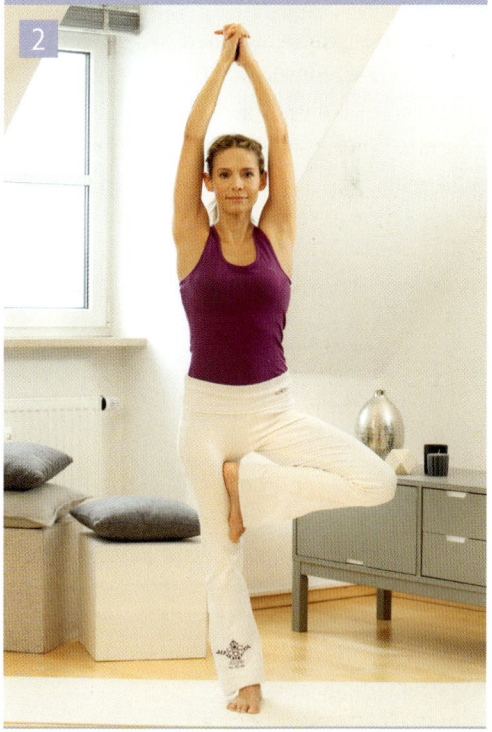

Zange

3 Setzen Sie sich mit nach vorne gestreckten Beinen in den aufrechten Sitz. Strecken Sie die Arme vor und beugen Sie den Oberkörper nach vorne. Greifen Sie nach den Knöcheln und Füßen, drücken Sie mit den Zeigefingern in der Vertiefung zur Archillessehne jeweils den Akupressurpunkt BL 60 und drücken Sie mit dem Daumen in der V-förmige Vertiefung zwischen dem großen und dem zweiten Zeh jeweils auf den Akupressurpunkt LE 3. Beugen Sie gegebenenfalls die Knie. Halten Sie dort einen Moment und atmen Sie lang und tief.

Gedehnter Strecksitz

4 Setzen Sie sich mit nach vorne gestreckten Beinen in den aufrechten Sitz.

Verschränken Sie Ihre Finger mit dem Ring- beziehungsweise mit dem kleinen Finger. Drücken Sie auf den Handrücken zwischen dem 4. und 5. Fingeransatz jeweils den Akupressurpunkt 3E 3 (Bild unten links). Strecken Sie die Arme nach oben und beugen Sie den Oberkörper erst zur einen Seite, halten Sie die Position einen Moment und beugen Sie ihn dann zur anderen Seite. Atmen Sie lang und lief.

So wirken die Übungen gegen Kopfschmerzen

- weitet Dreifach-Erwärmer-, Blasen- und Gallenblasenmeridian
- drückt die Akupressurpunkte BL 60 beziehungsweise LE 3
- dehnt Dreifach-Erwärmer-, Gallenblasen- und Lebermeridian
- drückt den Akupressurpunkt 3E 3

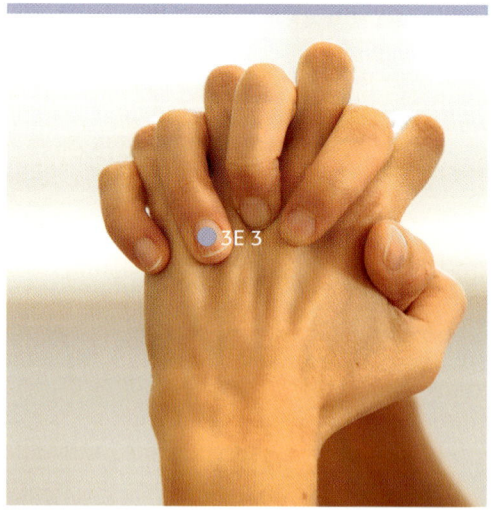

Akupressurpunkt 3E 3
(Halbseitenkopfschmerzen)

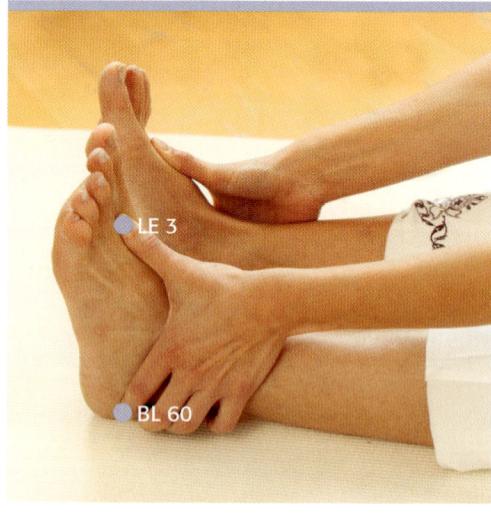

Akupressurpunkt LE 3 (Verspannungen)
und BL 60 (Kopfschmerzen)

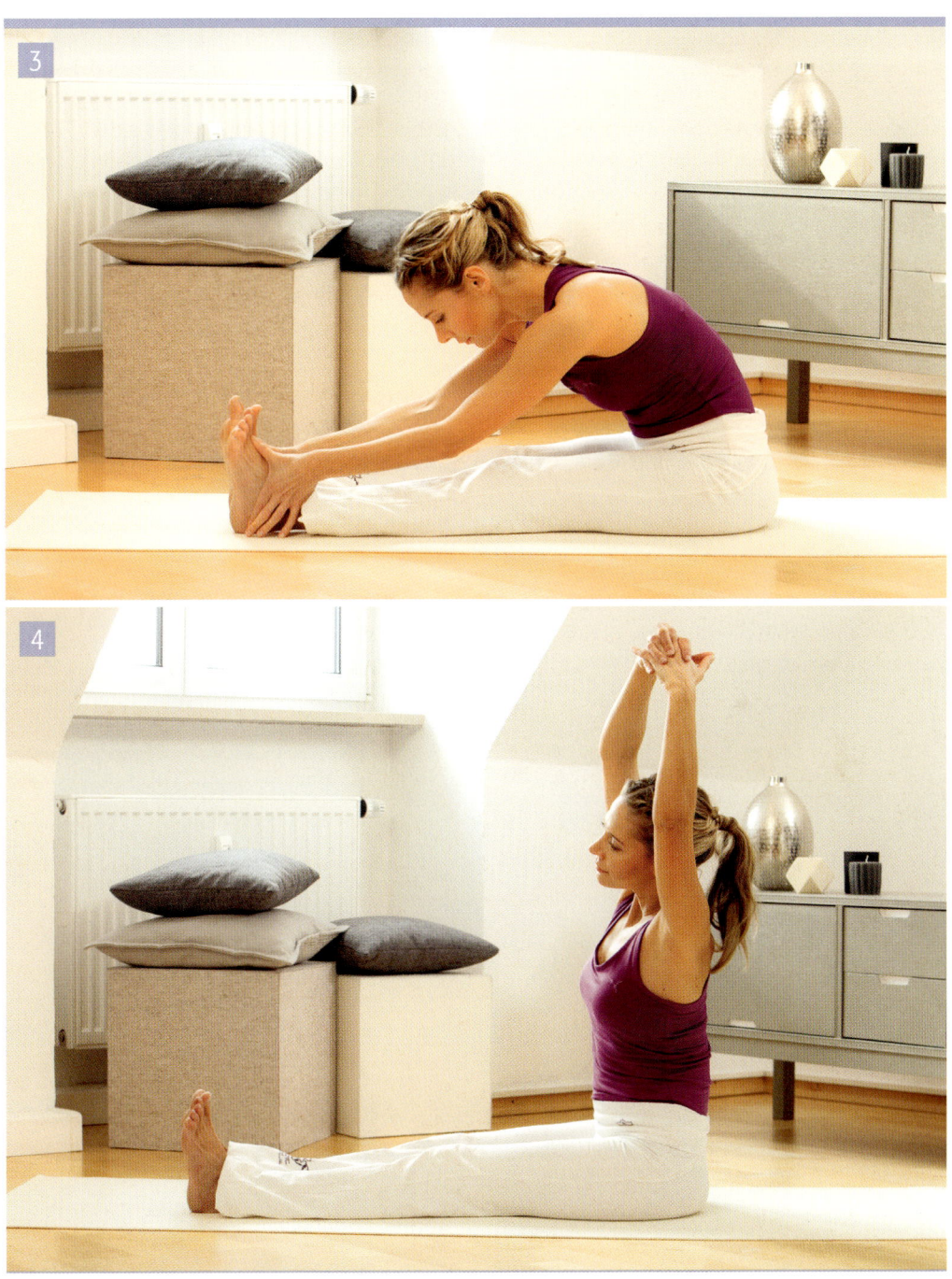

Meditation bei Druckkopfschmerzen

5 Nehmen Sie eine aufrechte Körperhaltung ein. Heben Sie die Hände auf Stirnhöhe, die Handflächen zeigen nach vorne. Die Finger bilden lockere Fäuste, die gestreckten Daumen weisen aufeinander zu. Drücken Sie zwischen Augen und Nasenwurzel in der Vertiefung den Akupressurpunkt BL 2.

So wirkt die Übung gegen Kopfschmerzen

- drückt auf die Akupressurpunkt BL 2
- gleicht das Stirnchakra aus

Meditation bei Spannungs-kopfschmerzen

6 Nehmen Sie eine aufrechte Körperhaltung ein. Heben Sie die Hände auf Stirnhöhe, die Handflächen zeigen nach vorne. Die Finger bilden lockere Fäuste, die gestreckten Daumen weisen aufeinander zu. Drücken Sie in der Kuhle oberhalb der Augenbrauen den Akupressurpunkt GB 14.

Richten Sie mit geschlossenen Augen den Blick auf die Nasenspitze. Atmen Sie möglichst lang und tief und verweilen Sie einige Zeit in dieser Haltung.

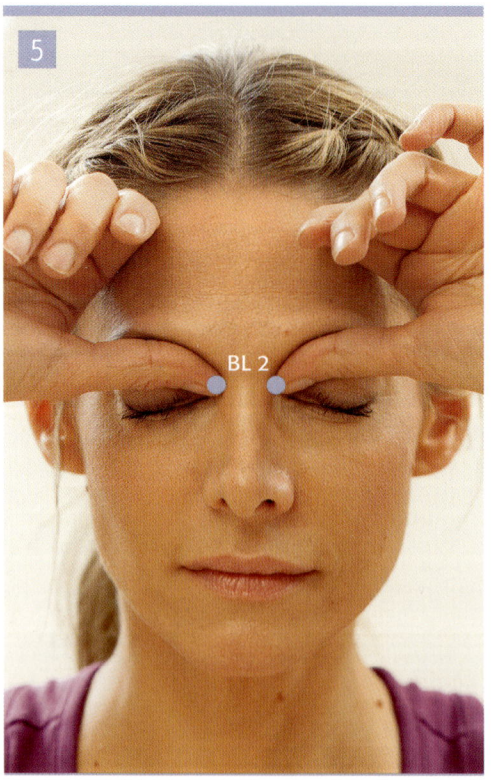

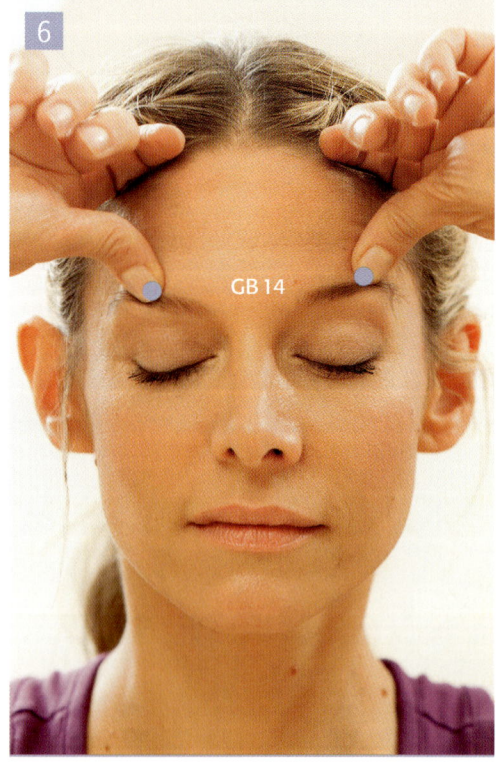

So wirkt die Übung gegen Kopfschmerzen

- drückt den Akupressurpunkt GB 14
- gleicht das Stirnchakra aus

TIPP Um Spannungen im Kopf auf- zulösen, ist es wichtig, dass Sie Ihr Bewusstsein in einen anderen Körperteil lenken.

Mahasirs-Mudra

7 Nehmen Sie eine aufrechte Körperhaltung ein. Legen Sie in jeder Hand die Spitzen der Daumen, Zeige- und Mittelfinger aneinander, beugen Sie den Ringfinger in die Daumenfalte und strecken Sie den kleinen Finger. Atmen Sie lang und tief.

So wirkt die Übung gegen Kopfschmerzen

- gleicht die Energie aus
- aktiviert den Lymphfluss

- wirkt spannungslösend
- beseitigt Verschleimungen in den Stirnhöhlen

SOS-Tipp

8 Nehmen Sie eine aufrechte Körperhaltung ein. Drücken Sie mit dem Daumen in das äußere Nagelbett des Ringfingers. Schließen Sie die Augen und atmen Sie ein paar ruhige Atemzüge.

Bewegen Sie einatmend beide Augen nach oben und ausatmend nach unten (senkrechte Linie). Bewegen Sie einatmend beide Augen nach links und ausatmend nach rechts (waagerechte Linie). Bewegen Sie mit ruhigem Atem beide Augen im Kreis, erst im Uhrzeigersinn, dann anders herum.

So wirkt die Übung gegen Kopfschmerzen

- löst die Anspannung in den Augen
- gleicht das Stirnchakra aus

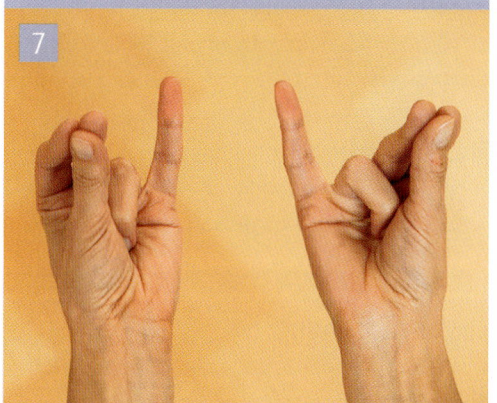

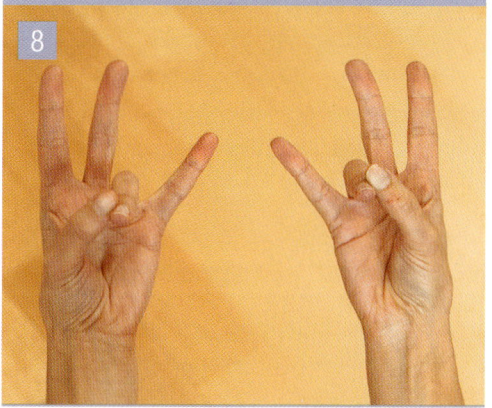

Infektanfälligkeit
> gesundes Immunsystem

Wir sind ständig von Krankheitsviren und -bakterien umgeben, denen wir im Alltag nicht ausweichen können. Also gilt es, die eigenen Abwehrkräfte zu stärken. Ein gesundes Immunsystem kann über folgende Ebenen erreicht werden:

Meridiane

- Blasenmeridian (BL) > Heuschnupfen, Nebenhöhlenentzündungen, verstopfte Nase, Überempfindlichkeit gegen Kälte
- Dickdarmmeridian (DI) > Nasenprobleme wie verstopfte Nase oder Nasenbluten, beginnende Erkältung, Infektionen an Auge, Nase, Mund und Gesicht, Überempfindlichkeit im oberen Atemwegsbereich
- Dünndarmmeridian (DÜ) > Fieber mit Husten, gerötete Augen, Nachtschweiß
- Gallenblasenmeridian (GB) > Erkältungsneigung
- Lungenmeridian (LU) > verschleimte Lunge, rasselnder, »nasser« Husten, Erkältung, Halsschmerzen, Atembeschwerden, anfällig für Erkältungen und Husten, fiebrig
- Milz-Pankreas-Meridian (MP) > Müdigkeit, Kraftlosigkeit, Gefühl körperlicher Schwere, Abgeschlagenheit

Akupressurpunkte

- DI 4 > beginnende Erkältung, Infektionen an Auge, Nase, Mund und Gesicht
- DÜ 3 > Fieber mit Husten, gerötete Augen, Nachtschweiß

- GB 20 > Erkältungsneigung
- LU 9 > Erkältung, Husten, Halsschmerzen

Kinesiologische Testmuskeln

- Wadenbeinmuskel (vom Schien- und Wadenbein zum Fußmittelknochen) > BL
- Oberschenkelbinderspanner (vom Darmbeinstachel zum Kniegelenk) > DI
- Vierköpfiger Schenkelstrecker (vom Hüftknochen zur Schienbeinkante) > DÜ
- Vorderer Deltamuskel (vom Schlüsselbein zum Oberarmknochen) > GB
- Vorderer Sägemuskel (von den oberen Rippen zur Schulterblattunterseite) > LU
- Breiter Rückenmuskel (von Brust-, Lenden- und Kreuzwirbeln zum Oberarmknochen) > MP

Spinalnervensystem

Halswirbelsegment:
- HW 4 > häufige Katarrhe
- HW 5 > Kehlkopfentzündung, Heiserkeit, Halsweh
- HW 6 > Angina

Brustwirbelsegment:
- BW 1 > Husten
- BW 8 > Immunschwäche
- BW 9 > Allergien

Organzuordnung

- Darm > Für das Immunsystem ist zu 80 % der Darm zuständig.

Beckenkreise

1 Stellen Sie sich mit leicht gegrätschten Beinen in den »aufrechten Stand« (S. 18). Umfassen Sie sanft mit den Händen die Handgelenke, der Zeigefinger drückt gegen den Daumenansatz in der Handgelenksbeuge den Akupressurpunkt LU 9. Machen Sie große Kreise mit den Hüften, einatmend im Halbkreis nach vorne, ausatmend im Halbkreis nach hinten. Stabilisieren Sie den Rumpf, indem Sie Ihr Brustbein aufrichten, die Schultern unten halten und den Bauchnabel zur Wirbelsäule ziehen.

Wechseln Sie nach einer Weile die Richtung.

So wirkt die Übung gegen Infektanfälligkeit

- drückt den Akupressurpunkt LU 9
- stärkt folgenden Testmuskel: Vierköpfigen Schenkelstrecker (DÜ), Oberschenkelbinderspanner (DI)
- innere Massage der Bauchorgane
- regt die Verdauung an

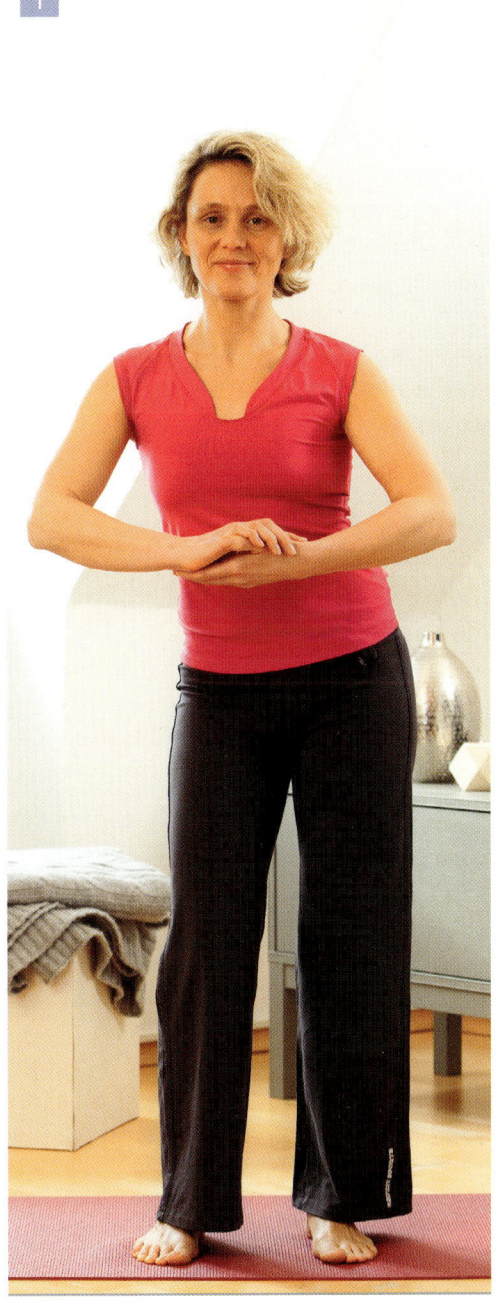

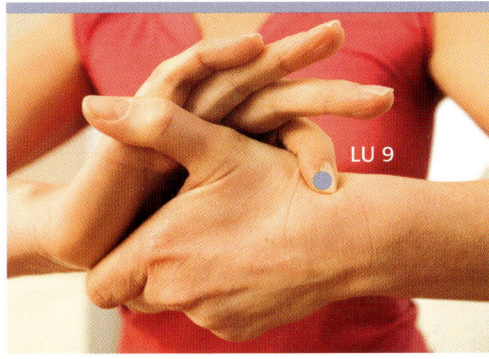

Akupressurpunkt LU 9 (Erkältung)

Kleiner Schmetterling

2 Setzen Sie sich in den »Fersensitz«. Verschränken Sie Ihre Hände im Nacken und drücken Sie mit dem Daumen seitlich unter dem Schädelrand auf den Akupressurpunkt GB 20. Einatmend drücken Sie die Ellbogen zurück.

3 Ausatmend senken Sie die Stirn zum Boden. Wiederholen Sie die Bewegungen.

4 Verschränken Sie Ihre Hände hinter dem Rücken. Dabei drückt der Daumen auf dem Handrücken im V zwischen Daumen und Zeigefinger auf den Akupressurpunkt DI 4 und über die verschränkten Hände die Hautfalte am Ende des Kleinfingergrundgelenks den Akupressurpunkt DÜ 3.

5 Ausatmend senken Sie die Stirn zum Boden und heben Sie die durchgedrückten Arme nach oben. Einatmend richten Sie sich wieder auf. Wiederholen Sie die Bewegungen.

So wirkt die Übung gegen Infektanfälligkeit

- weitet Lungen-, Dünndarm-, Dickdarm-, Milz-Pankreas- und Gallenblasenmeridian
- drückt die Akupressurpunkte GB 20 (Übung 2), DÜ 3 und DI 4 (Übung 4)
- stärkt folgende Testmuskeln: Vierköpfigen Schenkelstrecker (DÜ), Breiten Rückenmuskel (MP)
- mobilisiert das Brustwirbelsegment
- schafft Raum für die Lunge
- regt die Verdauung an
- unterstützt den Energiefluss zum Kopf

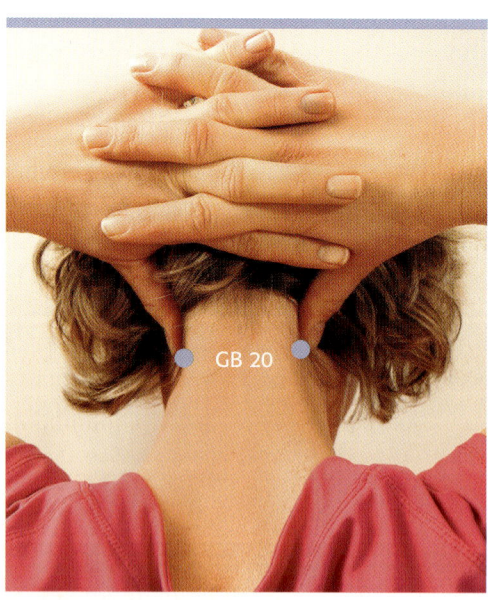

Akupressurpunkt GB 20 (Erkältungsneigung)

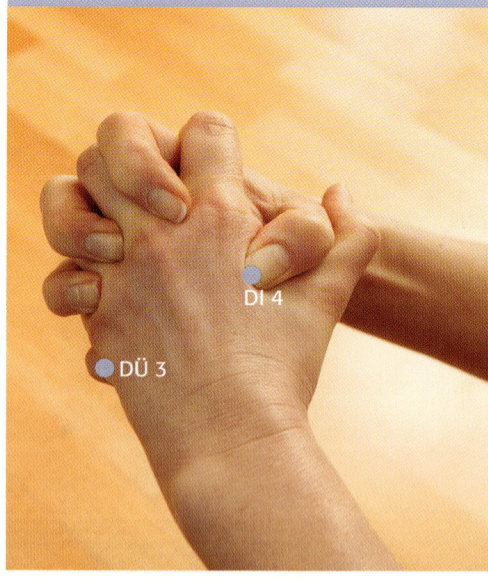

Akupressurpunkt DI 4 (Erkältung) und DÜ 3 (Fieber)

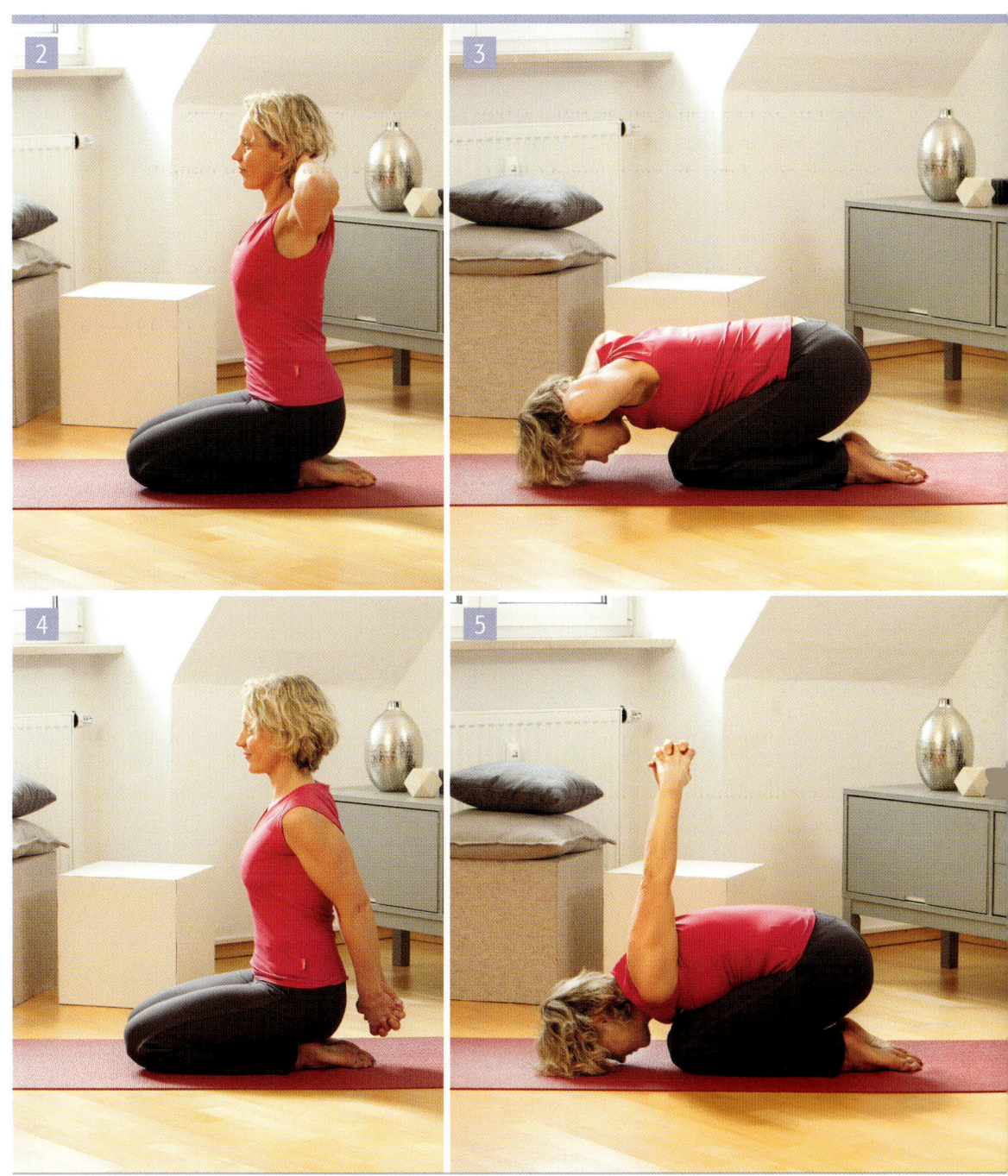

Bärengriff

6 Setzen Sie sich in den »Fersensitz« (S. 18), die Hände im Bärengriff (die Finger beider Hände verhaken ineinander) vor dem Herzzentrum. Stabilisieren Sie den Rumpf, indem Sie den Bauchnabel nach innen ziehen. Wippen Sie mit den Ellbogen auf und ab. Einatmend heben Sie den linken Ellbogen, ausatmend heben Sie den rechten Ellbogen. Wiederholen Sie die Bewegungen. Abschließend ziehen Sie die Hände kräftig auseinander, die Finger bleiben fest ineinander verkrallt. Atmen Sie tief ein und aus und lassen Sie dann Ihre Hände auf Ihre Oberschenkel sinken. Spüren Sie nach.

TIPP Wenn Sie schlecht im »Fersensitz« sitzen können, legen Sie sich zur Erleichterung Kissen zwischen Fersen und Gesäß, kommen Sie in die »einfache Haltung« (S.18) oder setzen Sie sich auf die Vorderkante eines Stuhls.

So wirkt die Übung gegen Infektanfälligkeit

- stärkt folgende Testmuskeln: Vorderen Deltamuskel (GB), Vorderen Sägemuskel (LU) und Breiten Rückenmuskel (MP)
- aktiviert Hals- und Brustwirbelsegment

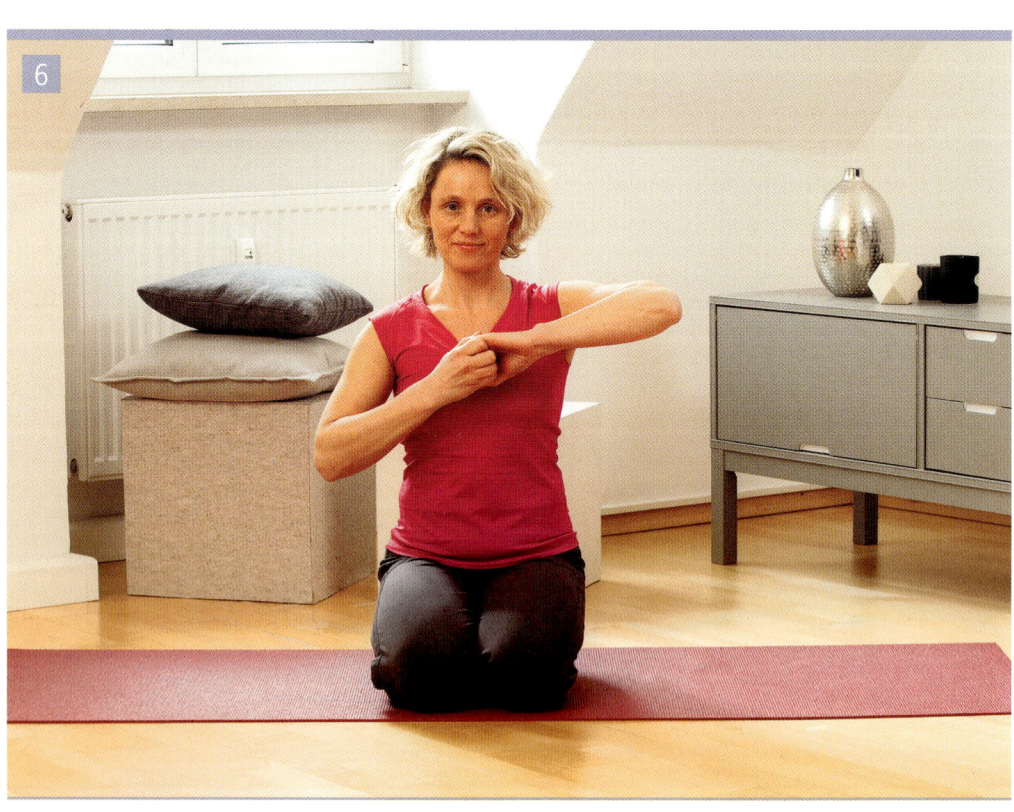

Schulterziehen

7   Setzen Sie sich in den »Fersensitz« (S. 18), die Knie berühren sich. Legen Sie die Hände auf die Oberschenkel. Ziehen Sie mit dem Einatmen die linke Schulter so hoch wie möglich, während die rechte kräftig heruntergezogen wird. Wechseln Sie beim Ausatmen die Schultern. Der Kopf bleibt ruhig und gerade.

Fahren Sie rhythmisch mit kräftigen Atemzügen fort. Beginnen Sie langsam und erhöhen Sie dann die Geschwindigkeit. Abschließend ziehen Sie beide Schultern hoch und lassen sie dann entspannt herunterfallen.

TIPP Rollen Sie mit den Schultern einige Male vor und anschließend einige Male zurück.

So wirkt die Übung gegen Infektanfälligkeit

- stärkt folgende Testmuskeln: Breiten Rückenmuskel (MP), Vorderen Deltamuskel (GB) und Vorderen Sägemuskel (LU)
- aktiviert Hals- und Brustwirbelsegment
- fördert die Zirkulation der Körperflüssigkeiten zum Gehirn
- entspannt den Schulter-Nacken-Bereich

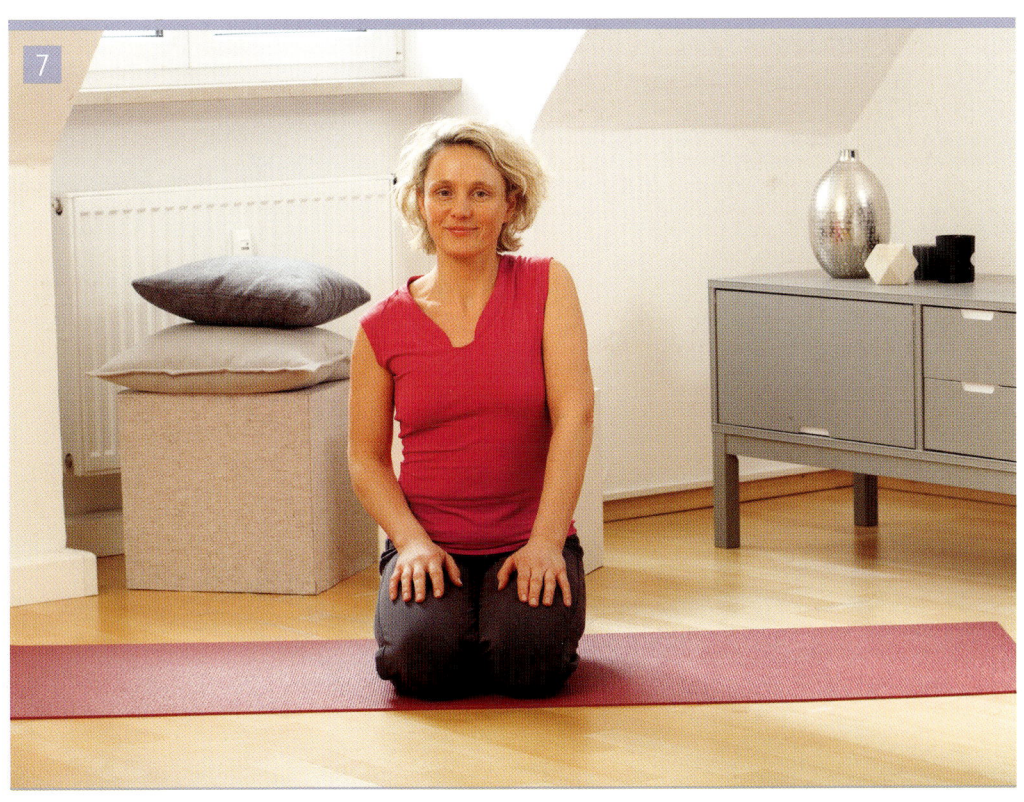

Wellen-Mudra

8 Nehmen Sie eine aufrechte Körperhaltung ein. Legen Sie die Hände mit den Handflächen so aufeinander, dass jeweils Daumen und kleiner Finger miteinander verschränkt sind. Drücken Sie mit dem Ringfinger den Akupressurpunkt LU 9 unterhalb des Daumengelenks. Atmen Sie dabei rhythmisch. Machen Sie nach dem Ein- und Ausatmen Pausen.

So wirkt die Übung gegen Infektanfälligkeit

- drückt den Akupressurpunkt LU 9
- regt das Lymphsystem an
- hilft bei Kopfschmerzen

SOS-Tipp: Sitali-Atmung – kühlender Atem bei Fieber

9 Nehmen Sie eine aufrechte Körperhaltung ein. Schließen Sie Ihre Augen, den Blick nach innen auf den Punkt zwischen den Augenbrauen gerichtet. Rollen Sie Ihre Zunge von den Seiten her auf. Atmen Sie durch die Zunge in den Mund ein und durch die Nase aus. Wiederholen Sie diese Ein- und Ausatmung.
Sollte es Ihnen nicht möglich sein, die Zunge zu rollen, strecken Sie sie einfach heraus.

So wirkt die Übung gegen Infektanfälligkeit

- entgiftet und kühlt den Körper

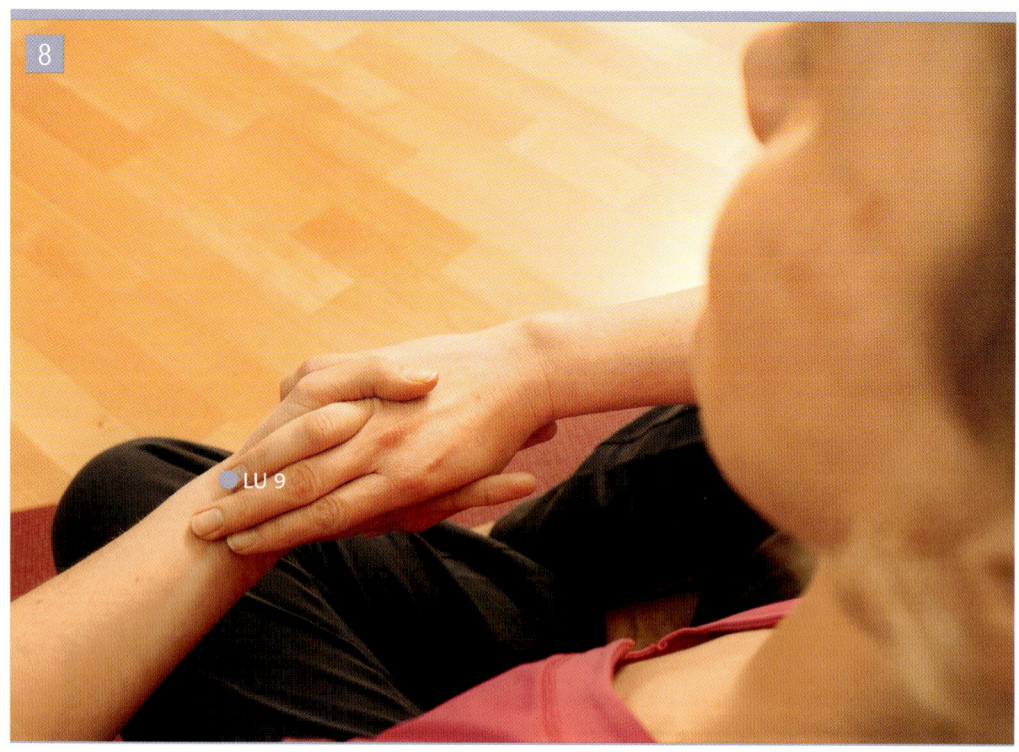

SOS-Tipp: Wechselatmung – Stärkung des Immunsystems

10 Nehmen Sie eine möglichst aufrechte Körperhaltung ein.

Schließen Sie mit dem linken Daumen das linke Nasenloch. Atmen Sie durch das rechte Nasenloch 4 Sekunden langsam ein.

Schließen Sie beide Nasenlöcher mit Daumen und Ringfinger und halten Sie 4 Sekunden die Luft an.

Öffnen Sie nun das linke Nasenloch und atmen Sie durch das linke Nasenloch 8 Sekunden lang aus, bis die Lungen (fast) vollständig geleert sind.

Wiederholen Sie den Atemzyklus mit der anderen Seite.

So wirkt die Übung gegen Infektanfälligkeit

- sehr gut für die Gesundheit des Atemsystems
- beugt Erkältungen und Heuschnupfen vor
- hilft, die Lungenkapazität zu erhöhen und die Atmung unter Kontrolle zu bringen
- öffnet die Nasendurchgänge
- reinigt die Atemluft, bevor sie in die Lunge strömt

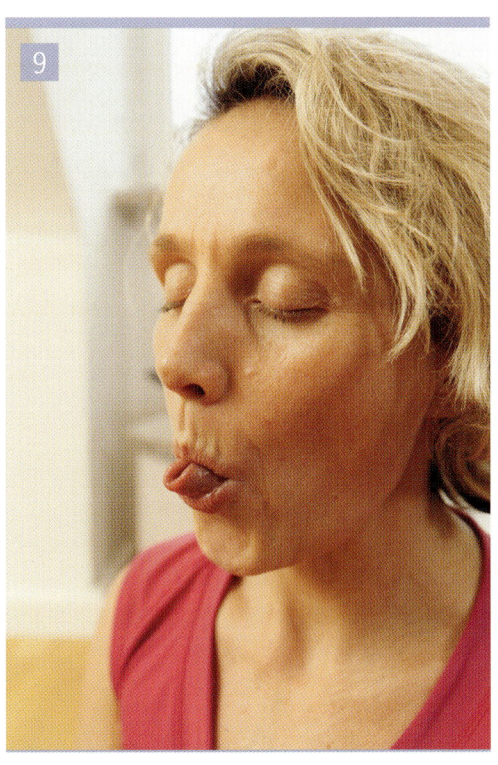

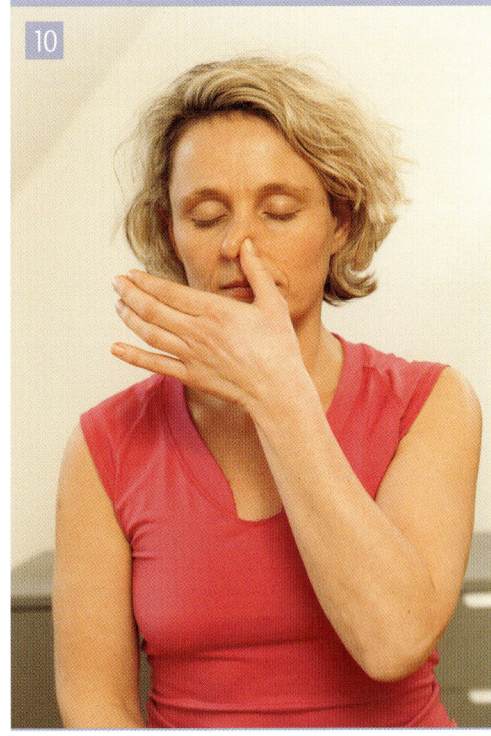

Hormonschwankungen > stabiler Hormonhaushalt

Hormonschwankungen werfen einen oft aus der Bahn. Man fühlt sich »nicht Fisch und nicht Fleisch«, man versteht sich selbst nicht mehr. Ein stabiler Hormonhaushalt kann über folgende Ebenen erreicht werden:

Meridiane

- Dreifach-Erwärmer-Meridian (3E) > Bauch- und Unterleibsbeschwerden, Störungen im Bereich des hormonellen Regulationssystems, Störungen im Wärmehaushalt, Krämpfe
- Lebermeridian (LE) > Hitzewallungen während der Wechseljahre, Veränderung in der Hautpigmentierung, schmerzhafte Menstruation, Verlust der Libido, Impotenz
- Milz-Pankreas-Meridian (MP) > unregelmäßige Menstruation, Gemütsschwankungen, rundliche Figur mit zu viel Körperfett

Akupressurpunkte

- LE 1 > urogenitale Beschwerden, ausbleibende Regel und Menstruationsprobleme
- MP 6 > Unterleibsbeschwerden, Menstruationsbeschwerden
- MP 9 > Regelbeschwerden

Kinesiologische Testmuskeln

- Kleiner Rundmuskel (vom Schulterblatt zum Oberarmknochen) > 3E
- Großer Brustmuskel (vom Brustbein zum Oberarmknochen), Brustbeinanteile > LE
- Breiter Rückenmuskel (von den Brust-,

Lenden- und Kreuzwirbeln zum Oberarmknochen) > MP

Spinalnervensystem

Lendenwirbelsegment:
- LW 2 > Krämpfe
- LW 3 > Blasenstörung, Menstruationsprobleme, Bettnässen, Impotenz

Organzuordnung

- Unterleibsorgane
- Hypophyse, Hypothalamus
- Thymusdrüse, Schilddrüse

Chakra

- Sexualchakra > Schwierigkeiten mit Sexualität, Stimmungsschwankungen, Menstruationsbeschwerden, Potenzstörungen, Blasenprobleme

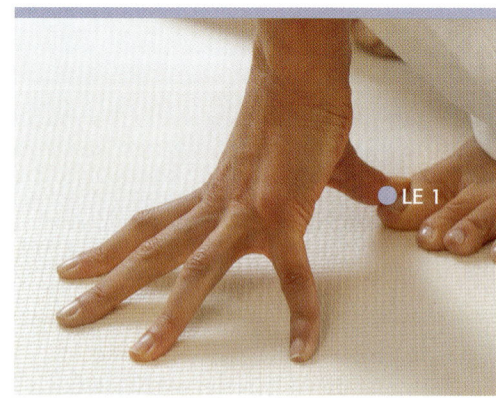

Akupressurpunkt LE 1

Frösche

1 Hocken Sie sich mit nach außen zeigenden Knien hin. Die Fersen heben an und berühren sich. Stellen Sie Ihre Fingerkuppen vor den Füßen auf, der Daumen drückt auf den Nagelwinkel des großen Zehs, wo der Akupressurpunkt LE 1 liegt, die Fingerspitzen bleiben die ganze Zeit vor Ihren Füßen auf den Boden gestützt. Aktivieren Sie Beckenboden und Bauchdecke. Heben Sie Ihr Brustbein, lassen Sie die Schultern unten und den Nacken lang.

2 Ausatmend strecken Sie die Beine so weit, wie Sie können; dabei heben Sie das Gesäß und neigen den Kopf zu den Knien. Einatmend kehren Sie zurück in die Hocke; dabei heben Sie Ihren Kopf wieder. Werden Sie dynamischer.

Abschließend atmen Sie noch mal tief ein und aus, kommen langsam in die Päckchenhaltung und entspannen sich.

So wirkt die Übung gegen Hormonschwankungen

- ▨ weitet Dreifach-Erwärmer-, Leber- und Milz-Pankras-Meridian
- ▨ drückt den Akupressurpunkt LE 1
- ▨ aktiviert das Lendenwirbelsegment
- ▨ massiert die Unterleibsorgane
- ▨ gleicht das Sexualchakra aus
- ▨ streckt den Lebensnerv

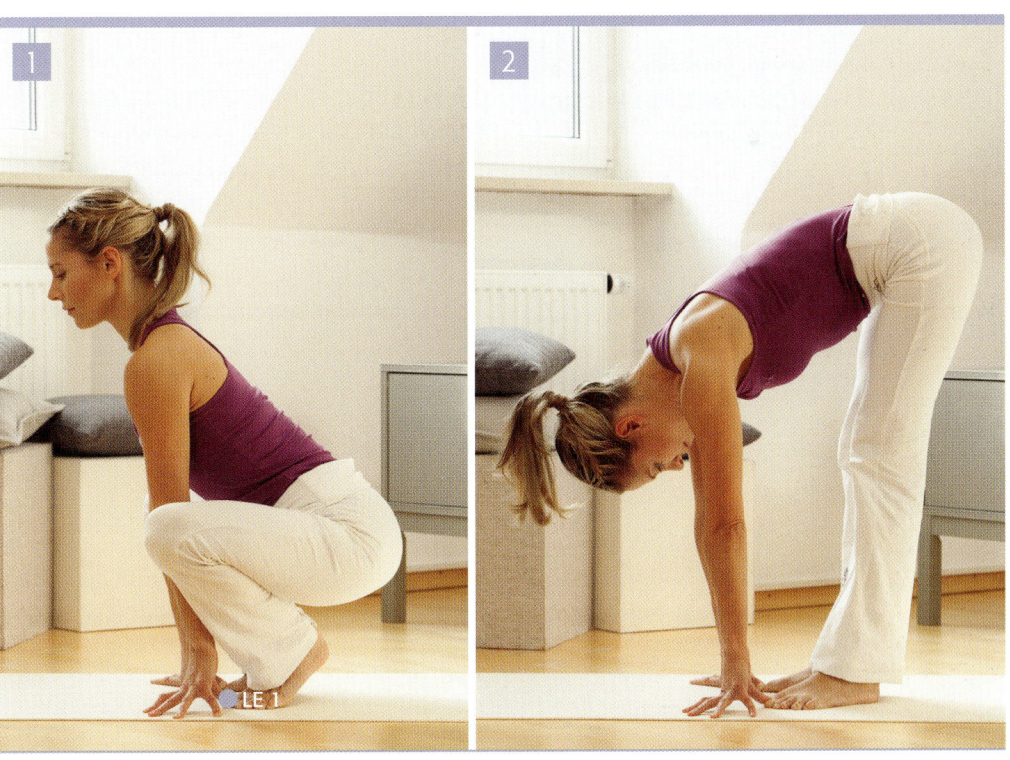

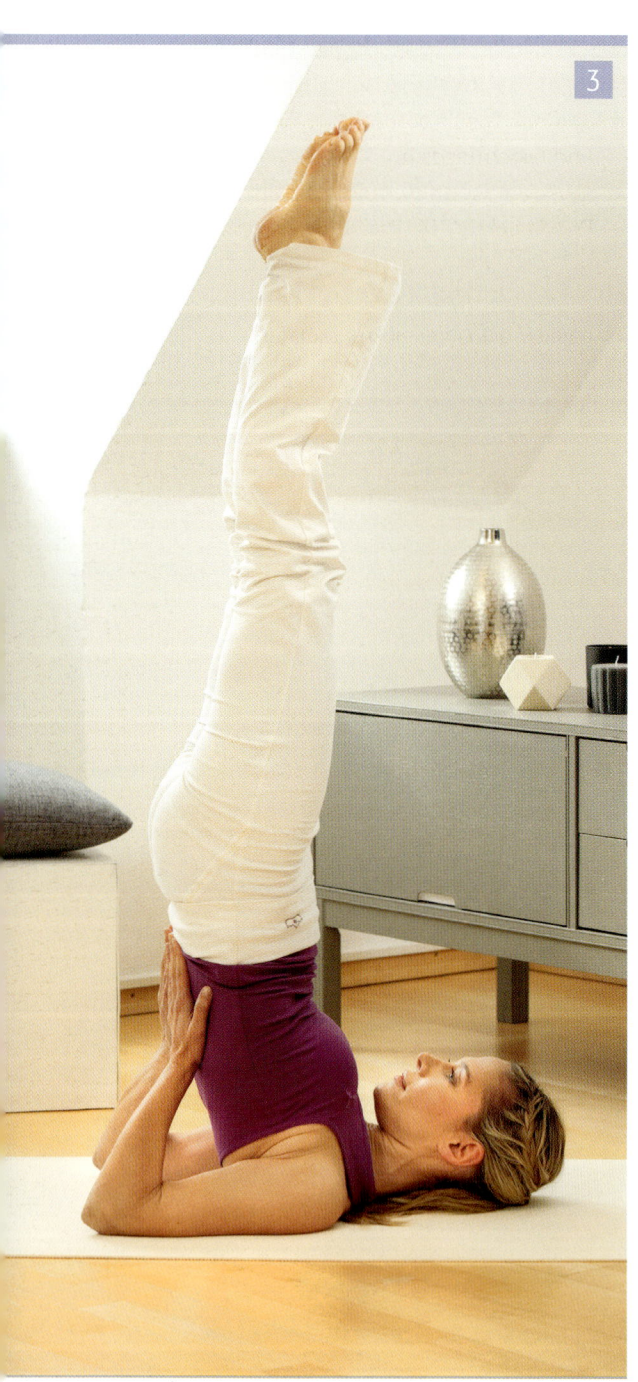

Schulterstand

3 Legen Sie sich auf den Rücken, die Füße aufgestellt. Strecken Sie die Beine langsam und bewusst über den Körper nach oben, dabei hebt die Hüfte mit an, der Schultergürtel bleibt liegen, die Beine strecken senkrecht zum Himmel. Unterstützen Sie diese Haltung mit den Armen. Halten Sie das Körpergewicht auf dem Schultergürtel, damit entlasten Sie Ihre Halswirbelsäule. Nicht den Kopf drehen! Atmen Sie lang und tief und verweilen Sie einige Zeit in dieser Haltung. Rollen Sie sich dann zurück in die Entspannungslage. Wenn Sie wegen Nacken- oder Rückenbeschwerden den normalen Schulterstand nicht machen können, unterstützen Sie Ihr Kreuz mit den Armen, machen Sie ein leichtes Hohlkreuz und/oder halten Sie die Knie leicht gebeugt.

So wirkt die Übung gegen Hormonschwankungen

- stärkt folgende Testmuskeln: Kleinen Rundmuskel (3E), Großen Brustmuskel (LE) und Breiten Rückenmuskel (MP)
- übt Druck auf Hypothalamus, Hypophyse, Thymus- und Schilddrüse aus
- entlastet die Unterleibsorgane durch die Umkehrhaltung
- gleicht das Sexualchakra aus

Bogenschütze

4 Stellen Sie sich aufrecht hin. Setzen Sie den rechten Fuß mit gebeugtem Knie weit nach vorne (Knie über oder hinter dem Fußgelenk), den linken Fuß mit langem Bein weit zurück. Der rechte Fuß zeigt nach vorne, der linke Fuß

steht quer. Der Oberkörper ist aufgerichtet. Strecken Sie den rechten Arm nach vorne aus, als hielten Sie einen Bogen. Halten Sie die Hand flach und lassen Sie den Daumen hochgestreckt. Spannen Sie mit der linken Hand die Sehne des imaginären Bogens. Schauen Sie sich auf den Nagel des hochstehenden Daumens. Atmen Sie lang und tief. Wechseln Sie nach einer Weile die Seiten.

So wirkt die Übung gegen Hormonschwankungen

■ weitet Dreifach-Erwärmer-, Milz-Pankreas- und Lebermeridian
■ stärkt folgende Testmuskeln: Kleinen Rundmuskel (3E), Breiten Rückenmuskel (MP) und Großen Brustmuskel (LE)
■ gleicht das Sexualchakra aus
■ trainiert die Unterleibsmuskulatur

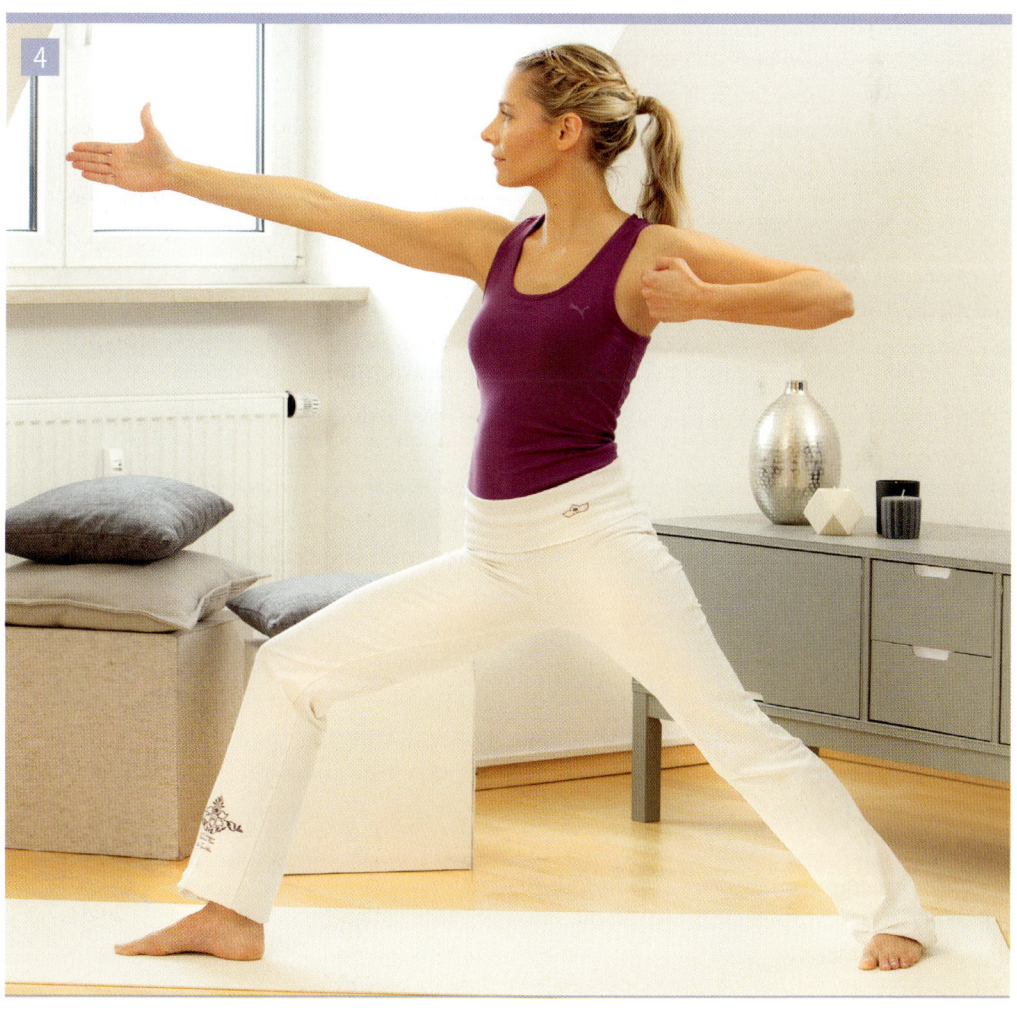

Heuschreckenposition

5 Legen Sie sich auf den Bauch und stützen Sie Ihr Kinn auf den Boden. Schieben Sie Ihre geballten Fäuste so unter Ihren Bauch, dass sie sich innen an den Beckenknochen befinden. Stabilisieren Sie Ihre Lendenwirbelsäule, indem Sie Ihre Bauch- und Beckenbodenmuskeln anspannen. Heben Sie Ihre Beine (mit einander berührenden Fersen) gestreckt vom Boden ab, indem Sie Ihr Gesäß fest anspannen. Atmen Sie lang und tief und verweilen Sie einige Zeit in dieser Haltung. Wenn Sie Schwierigkeiten mit dem unteren Rücken haben, heben Sie die Beine einzeln für je die Hälfte der Übungszeit an.

So wirkt die Übung gegen Hormonschwankungen

- stärkt folgende Testmuskeln: Kleinen Rundmuskel (3E), Breiten Rückenmuskel (MP) und Großen Brustmuskel (LE)
- stabilisiert das Lendenwirbelsegment
- massiert die Unterleibsorgane
- gleicht das Sexualchakra aus

Zwillingsschaukeln

6 Setzen Sie sich in die »einfache Haltung« (S. 18). Heben Sie mit der linken Hand das linke Knie und mit der rechten Hand das linke Fußgelenk vor den Körper. Drücken Sie mit dem linken Daumen an der Schienbeininnenseite unterhalb der Kniescheibe den Akupressurpunkt MP 9 und mit dem rechten Daumen an der Beininnenseite circa vier Fingerbreit oberhalb des Knöchels den Akupressurpunkt MP 6.

Schaukeln Sie nun Ihren rechten Unterschenkel wie ein Baby sanft hin und her. Atmen Sie lang und tief. Wechseln Sie nach einer Weile die Seiten.

So wirkt die Übung gegen Hormonschwankungen

- drückt die Akupressurpunkte MP 6 und MP 9
- massiert die Unterleibsorgane
- gleicht das Sexualchakra aus

SOS-Tipp: Sat Kriya

7 Kommen Sie in den »Fersensitz« (S. 18). Verschränken Sie Ihre Hände, strecken Sie Ihre Zeigefinger aus und legen Sie diese aneinander. Heben Sie Ihre Arme lang über Ihren Kopf zum Himmel. Senken Sie Ihre Schultern, indem Sie Ihre Achselhöhlen zueinander drehen. Spannen Sie Ihren Beckenboden und Ihren Unterbauch ruckartig an und sagen Sie dabei »Sat« (= Wahrheit). Entspannen Sie nun Ihren Beckenboden und Unterbauch und sagen Sie »Nam« (= Name, Identität). Werden Sie im Wechsel dynamischer. Entspannen Sie mindestens genauso lange, wie Sie üben.

So wirkt die Übung gegen Hormonschwankungen

- stärkt folgende Testmuskeln: Kleinen Rundmuskel (3E), Breiten Rückenmuskel (MP) und Großen Brustmuskel (LE)
- massiert die Unterleibsorgane
- trägt zur inneren Belebung und Reinigung bei
- harmonisiert den Organismus

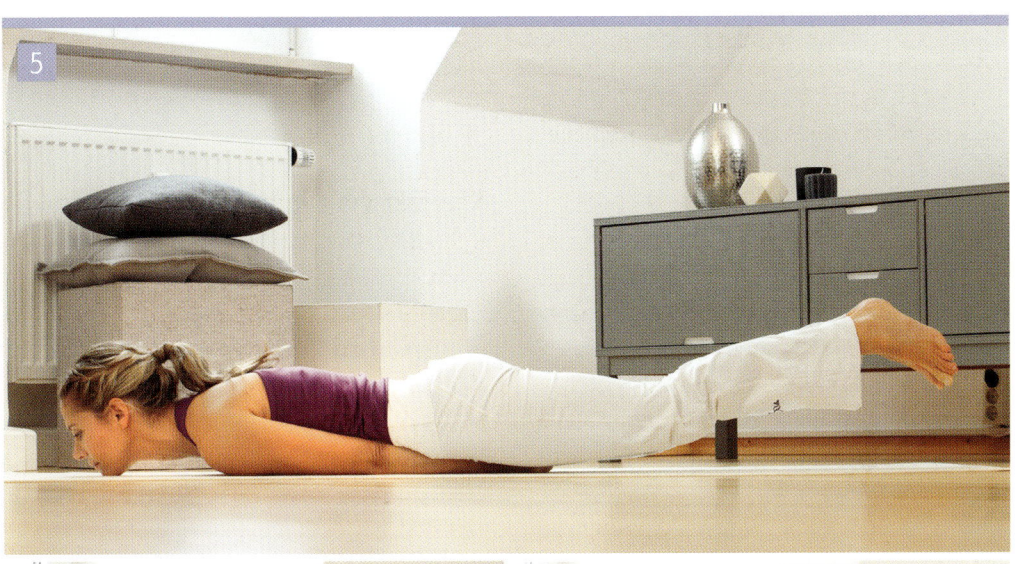

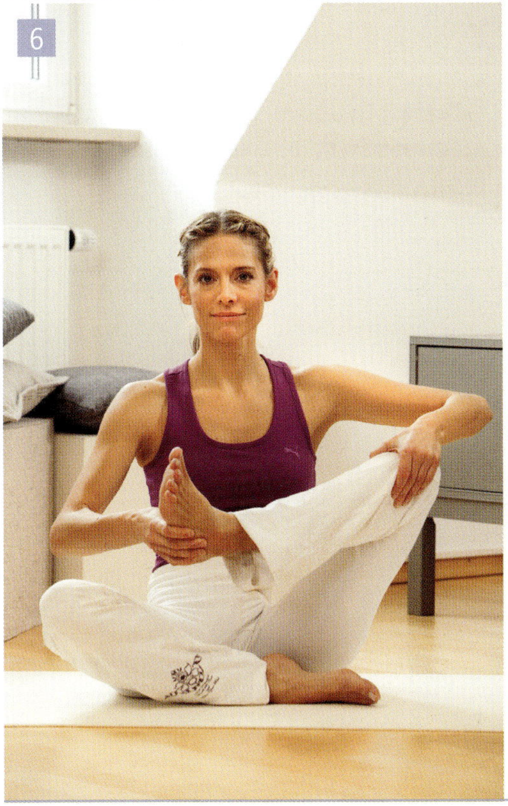

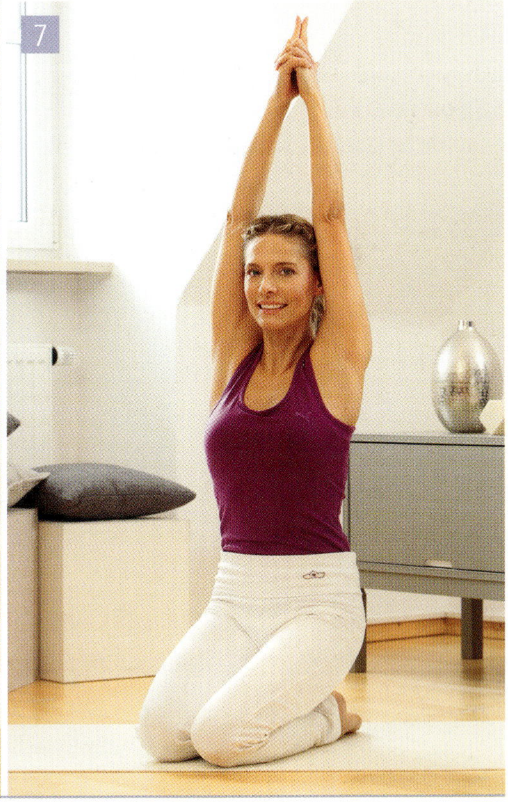

Aufbrausend
> kühlen Kopf bewahren

»Mensch, geh doch nicht immer gleich so hoch!« Wenn das Temperament mit einem durchgeht, werden die Reaktionen unangemessen heftig und zwanghaft. Oft reicht schon ein geringer Anlass, um zu explodieren. Der Geist ist von Erwartungsangst im Hinblick auf den Ausgang der Handlung geprägt. Ungeduld und Unsicherheit entladen sich dann unbeherrscht. Einen kühlen Kopf zu bewahren kann über folgende Ebenen erreicht werden:

Meridiane
■ Gallenblasenmeridian (GB) > Zorn, Wutausbrüche, fixierte Vorstellungen, unklares Denken, Sprunghaftigkeit

Kinesiologischer Testmuskel
■ Vorderer Deltamuskel (vom Schlüsselbein zum Oberarmknochen) > GB

Spinalnervensystem
Brustwirbelsegment:
■ BW 4 > Ärger
■ BW 5 > Wut

Organzuordnung
■ Gallenblase
■ Leber

Chakra
■ Nabelchakra > innere Überreizung, Wut

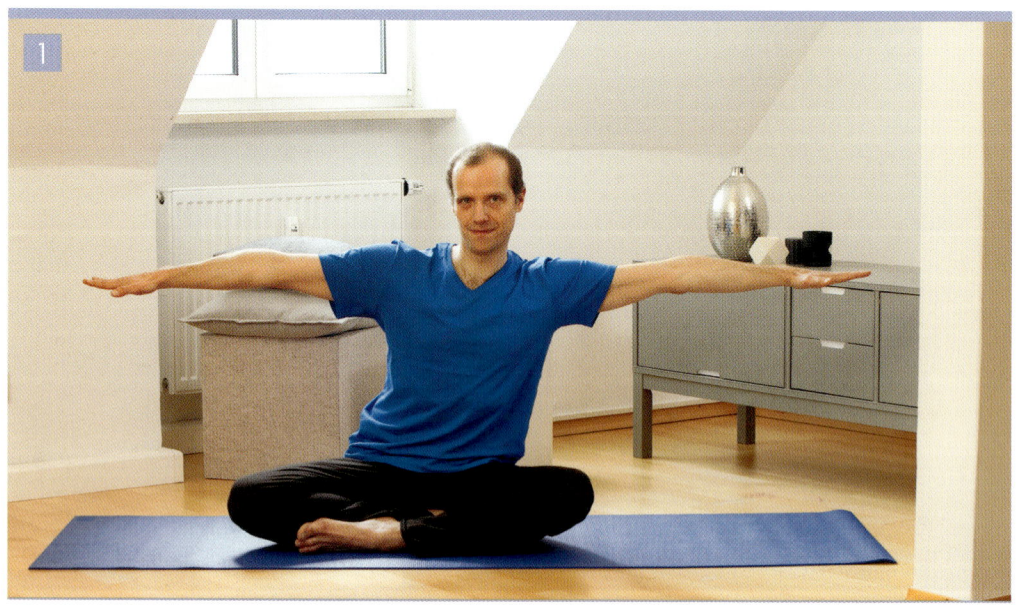

Seitstreckung

1 Setzen Sie sich in die »einfache Haltung« (S. 18), die Arme strecken Sie zur Seite. Einatmend schieben Sie den Oberkörper parallel zum Boden nach links. Der Kopf bleibt gerade. Ausatmend schieben Sie den Oberkörper auf dieselbe Weise zur rechten Seite. Wiederholen Sie die Bewegungen.

So wirkt die Übung gegen Aufbrausen
- ▨ stärkt den Vorderen Deltamuskel (GB)
- ▨ aktiviert das Brustwirbelsegment
- ▨ massiert Leber und Gallenblase

Kamel-Position

2 Kommen Sie in den Kniestand, lehnen Sie sich nach hinten und umfassen Sie Ihre Fuß-

gelenke. Stabilisieren Sie Ihre Wirbelsäule, indem Sie Ihren Beckenboden und Ihre Bauchmuskeln anspannen. Biegen Sie Ihren Körper wie einen Bogen nach hinten, der Kopf senkt sich auf den Schultergürtel.

Atmen Sie lang und tief und verweilen Sie einige Zeit in dieser Haltung.

So wirkt die Übung gegen Aufbrausen
- ▨ weitet den Gallenblasenmeridian
- ▨ aktiviert das Brustwirbelsegment
- ▨ öffnet Raum für Leber und Gallenblase
- ▨ aktiviert das Nabelchakra

TIPP Zur Entlastung Ihres Rückens können Sie sich alternativ auch mit den Händen auf dem Becken abstützen.

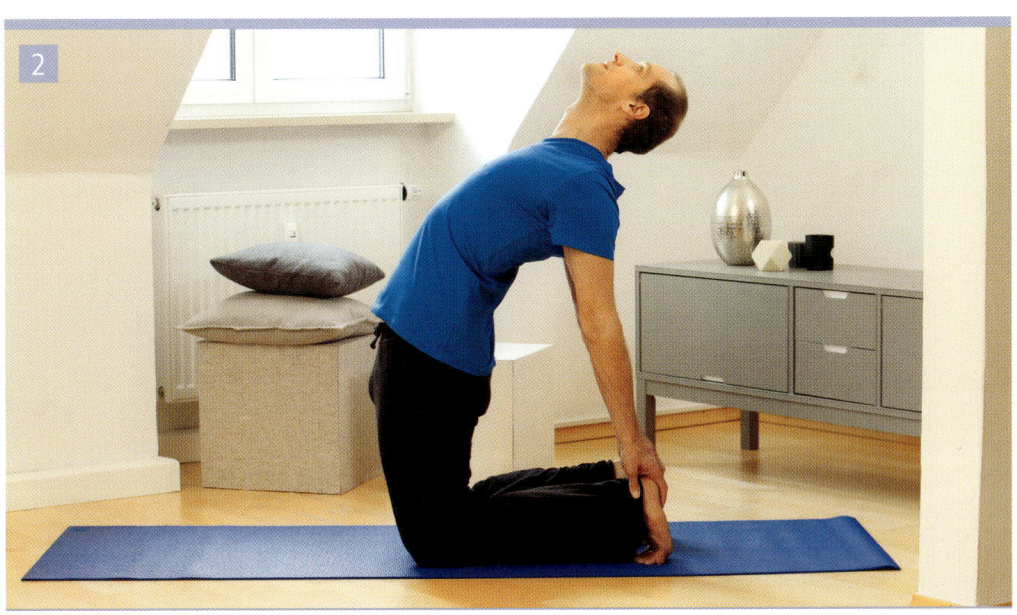

2

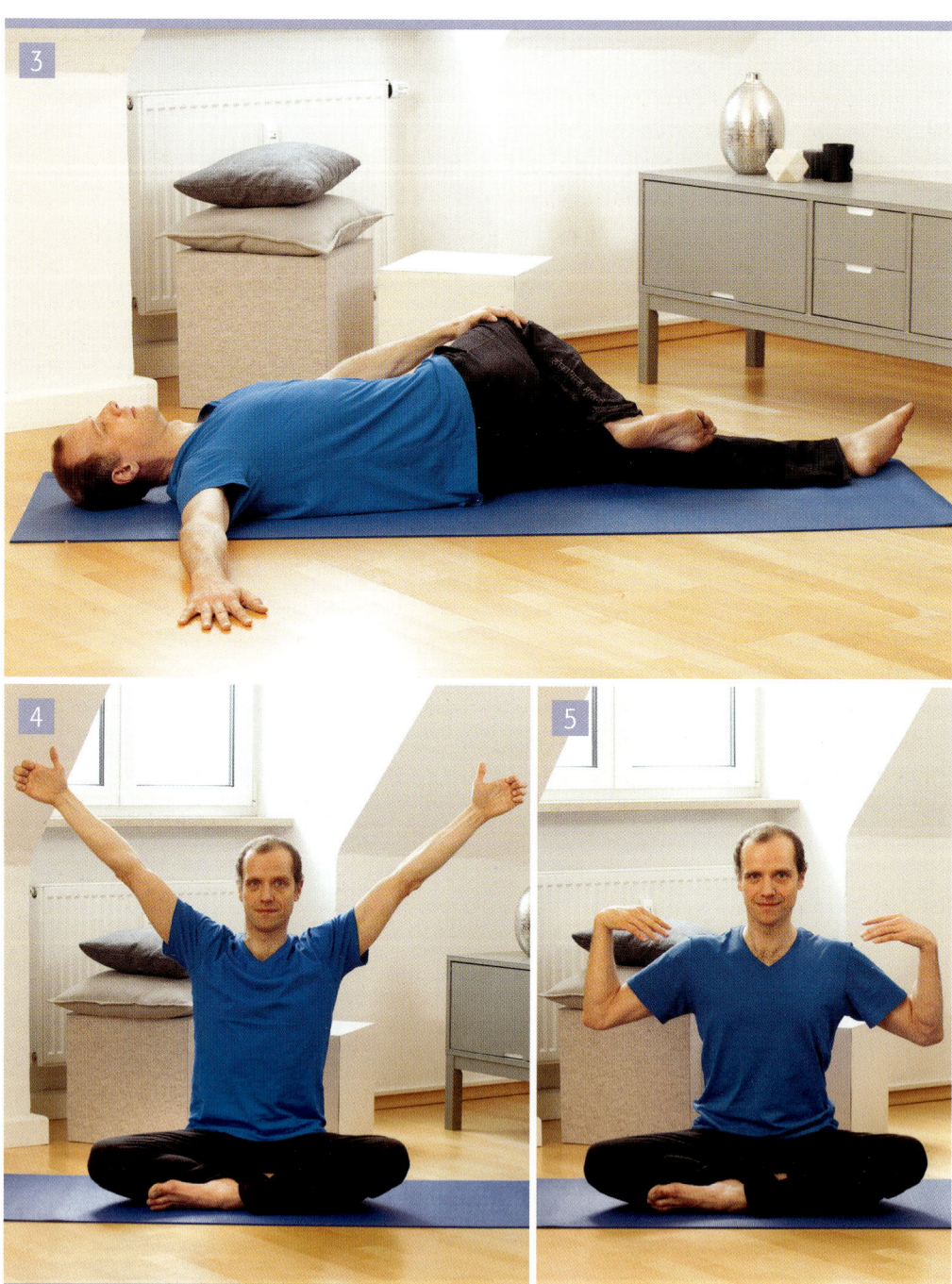

Katzenstreckung

3 Legen Sie sich auf den Rücken, das rechte
Bein aufgestellt, den rechten Arm zur Seite
gestreckt. Ziehen Sie mit der linken Hand das
rechte Knie über das linke Bein hinweg zum
Boden. Die Schultern bleiben am Boden.
Atmen Sie lang und tief. Wechseln Sie nach
einer Weile die Seiten.

So wirkt die Übung gegen Aufbrausen

- weitet den Gallenblasenmeridian
- aktiviert das Brustwirbelsegment
- schafft Raum für Leber und Gallenblase

Ego-Ausradierer

4 Setzen Sie sich in die »einfache Haltung«
(S. 18) und strecken Sie die Arme im 60°-Win-
kel nach oben. Die Handflächen zeigen nach
vorne, die Daumen zum Himmel. Die restlichen
Finger sind so eingerollt, dass sie die Fingerwur-
zeln berühren. Atmen Sie lang und tief und verweilen Sie einige Zeit in dieser Haltung.

So wirkt die Übung gegen Aufbrausen

- stärkt folgenden Testmuskel: Vorderen Deltamuskel (GB)
- gleicht das Nabelchakra aus

SOS-Tipp: Energievermischung

5 Nehmen Sie eine aufrechte Körperhaltung ein.
Heben Sie beide Hände seitlich auf Höhe des
Halses. Schütteln Sie Ihre Hände jetzt so schnell
wie möglich locker aus den Handgelenken.

So wirkt die Übung gegen Aufbrausen

- vermischt die Energie von Herz und Kopf

Mudra gegen Wut und Ärger

6 Nehmen Sie eine möglichst aufrechte Körperhaltung ein. Massieren Sie die beiden Mittelfinger und halten Sie dann mit der linken Hand
den Mittelfinger der rechten. Der linke Daumen
massiert dabei die Mitte der rechten Handfläche-
che. Nach einigen Atemzügen gehen Sie zur
anderen Hand über und halten den linken
Mittelfinger gleich lang. Massieren Sie mit dem
rechten Daumen die Mitte der rechten Handfläche. Atmen Sie dabei tief, langsam, rhythmisch und fein. Die Pausen nach dem
Ein- beziehungsweise Ausatmen sind etwas
verlängert. Legen Sie beim Einatmen die
Zungenspitze an den Gaumen und lassen Sie
die Zunge beim Ausatmen wieder sinken.

So wirkt die Übung gegen Aufbrausen

- aktiviert alle Meridiane, die durch Hals und
  Nacken verlaufen
- entspannt die Bauchorgane durch Massage
  von Handreflexzonen
- besänftigt bei Wut und Reizbarkeit

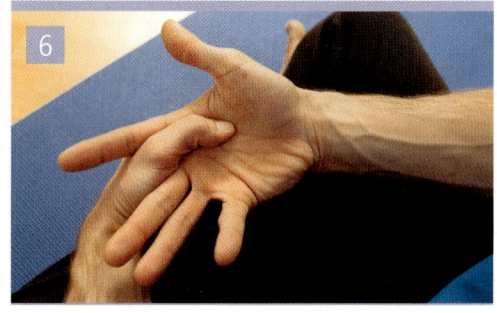

6

Gebrechlichkeit > gesundes Altern

Das Alter wird immer attraktiver, die Menschen leben länger und füllen diesen Abschnitt mit viel Aktivität in hoher Lebensqualität. Gesundes Altern kann über folgende Ebenen erreicht werden:

Meridiane

- Dienergefäß (DG) > versorgt das Gehirn
- Lenkergefäß (LG) > versorgt das Rückenmark > zusammen bilden sie den kleinen Energiekreislauf, indem sie den gesamten Energiefluss in allen Hauptmeridianen regulieren

Spinalnervensystem

- Halswirbelsegment
- Brustwirbelsegment
- Lendenwirbelsegment

Organzuordnung

- Gehirn

Muskulär

- Haltemuskulatur
- Rückenmuskulatur
- Bauchmuskulatur
- Beckenbodenmuskulatur

Chakren

- Wurzelchakra > Kraftlosigkeit
- Kronenchakra > fehlende Verbindung zwischen Körper und Geist

Drehsitz

1 Setzen Sie sich mit ausgestreckten Beinen aufrecht hin. Heben Sie das linke Bein über das rechte, setzen Sie den linken Fuß an die Außenseite des rechten Knies auf den Boden und umfassen Sie Ihr linkes Knie mit der rechten

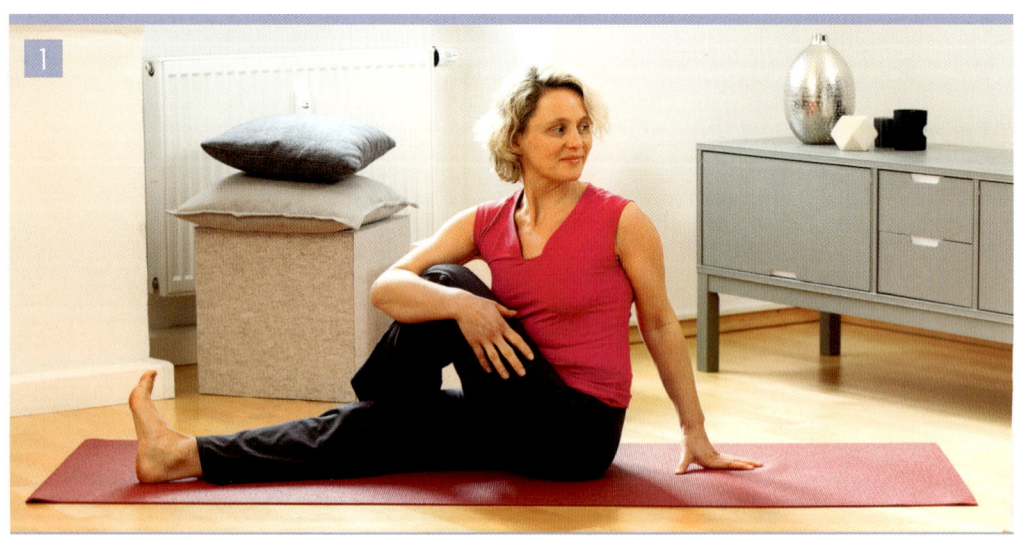

Hand. Drehen Sie sich jetzt langsam nach links, Wirbel für Wirbel, von unten angefangen (ganz zum Schluss die Halswirbelsäule), bis Sie schließlich über die linke Schulter nach hinten schauen, und setzen Sie die linke Hand nahe dem Gesäß auf den Boden auf. Atmen Sie lang und tief und verweilen Sie einige Zeit in dieser Haltung. Lösen Sie mit jedem Atemzug mehr die Spannung in Ihrem Körper und genießen Sie die Dehnung. Drehen Sie sich genauso langsam wieder zurück und führen Sie die Drehung ebenso zur anderen Seite aus.

So wirkt die Übung gegen Gebrechlichkeit

- weitet Diener- und Lenkergefäß
- aktiviert Hals-, Brust- und Lendenwirbelsegment
- mobilisiert die Wirbelsäule
- gleicht Wurzel- und Kronenchakra aus
- trainiert Halte-, Rücken-, Bauch- und Beckenbodenmuskulatur

Gottesanbeterin

2 Setzen Sie sich in den »Fersensitz« (S. 18). Strecken Sie das rechte Bein nach hinten aus und beugen Sie sich über das linke Knie. Strecken Sie die Arme nach vorne aus und legen Sie sie mit der Armoberseite auf den Boden. Legen Sie Ihre Stirn mit langer Halswirbelsäule auf dem Boden ab.

Legen Sie jeweils die Fingerkuppen von Daumen und Ringfinger aneinander und üben Sie leichten Druck aus.
Atmen Sie lang und tief. Wechseln Sie nach einer Weile die Seiten.

So wirkt die Übung gegen Gebrechlichkeit

- weitet das Lenkergefäß
- fördert Lebenskraft und Vitalität durch Druck auf die Reflexzone der Kuppe des Ringfingers

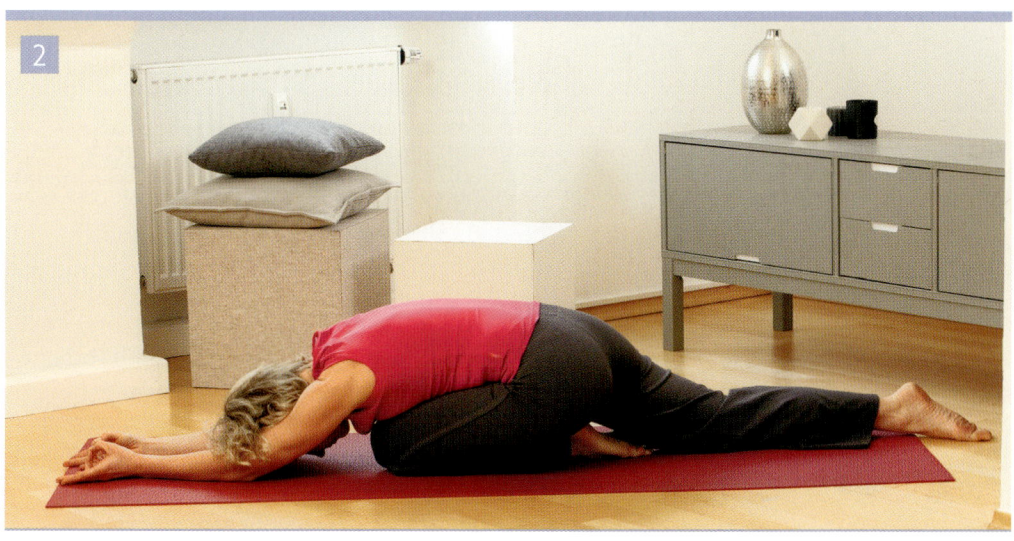

Sonnenstreckung

3 Stellen Sie sich in den »aufrechten Stand« (S. 18) und stützen Sie sich mit den Händen auf dem Gesäß ab. Stabilisieren Sie Ihre Wirbelsäule, indem Sie Ihren Beckenboden und Ihre Bauchmuskeln anspannen. Biegen Sie Ihren Körper wie einen Bogen nach hinten, der Kopf sinkt nach hinten auf den Schultergürtel. Atmen Sie lang und tief und verweilen Sie einige Zeit in dieser Haltung.

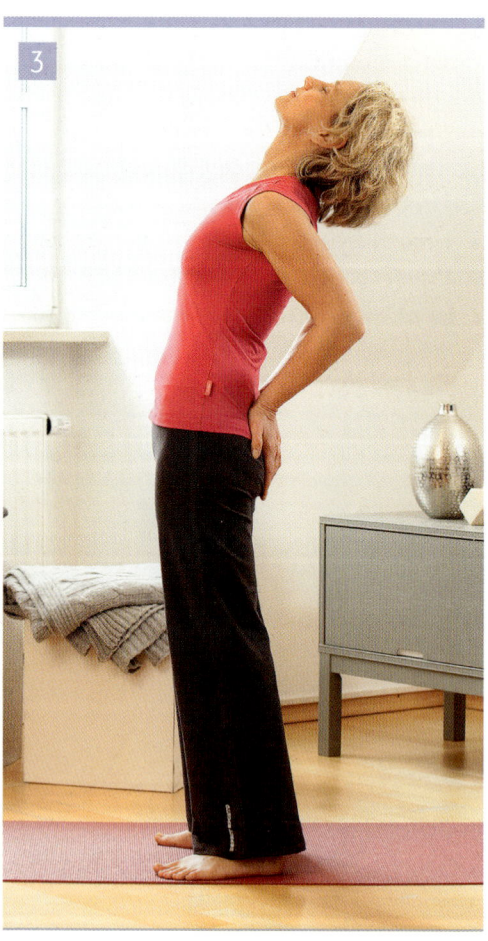

So wirkt die Übung gegen Gebrechlichkeit

- weitet das Dienergefäß
- aktiviert Hals-, Brust- und Lendenwirbelsegment
- mobilisiert die Wirbelsäule
- gleicht Wurzel- und Kronenchakra aus
- trainiert Halte-, Rücken-, Bauch- und Beckenbodenmuskulatur

Dehnung des Lebensnervs

4 Setzen Sie sich in den »Fersensitz« (S. 18). Strecken Sie das linke Bein nach vorne aus. Greifen Sie den vorderen Fuß oder nehmen Sie ein Tuch zur Verlängerung. Atmen Sie lang und tief. Wechseln Sie nach einer Weile die Seiten. Wenn Sie mit dem »Fersensitz« Probleme haben, setzen Sie sich in den aufrechten Sitz und legen Sie den rechten Fuß an die Leiste.

So wirkt die Übung gegen Gebrechlichkeit

- weitet das Lenkergefäß
- dehnt den Lebensnerv (Ischiasnerv)
- aktiviert Hals-, Brust- und Lendenwirbelsegment
- mobilisiert die Wirbelsäule
- trainiert die Beckenbodenmuskulatur

Meditation, um jung zu bleiben

5 Nehmen Sie eine aufrechte Körperhaltung ein. Legen Sie die kleinen Finger seitlich auf Brusthöhe aneinander, die Handflächen zeigen zum Körper, die Ellbogen ruhen bequem an

den Rippen. Legen Sie die Finger und Daumen aneinander, beugen Sie die Handgelenke, damit die Handflächen nach oben gerichtet sind. Atmen Sie langsam und tief durch die halb gespitzten Lippen ein und halten Sie den Atem für die Länge eines stillen Durchganges des Mantras »*Saa Taa Naa Maa*« an. Dann atmen Sie in 4 gleichmäßigen Stößen kraftvoll durch die Nase aus und denken Sie im Geiste erneut das Mantra »*Saa Taa Naa Maa*«. Machen Sie eine Atempause für die Länge eines stillen Durchgangs des Mantras »*Wahe Guru*«. Wiederholen Sie den Atemzyklus.

So wirkt die Übung gegen Gebrechlichkeit

- stabilisiert das Immunsystem
- regeneriert die Körperzellen
- gleicht Wurzel- und Kronenchakra aus
- unterstützt die Gesundheit des Körpers

SOS-Tipp: Mudra zum Synchronisieren der Gehirnhälften

6 Nehmen Sie eine aufrechte Körperhaltung ein. Legen Sie sich ein Kissen auf die Knie und stützen Sie die Ellbogen darauf ab. Legen Sie die Daumen an die Schläfen und die Kuppen der anderen Finger aneinander, die Zeigefinger liegen auf dem Punkt zwischen den Augenbrauen an der Stirn. Atmen Sie lang und tief und verweilen Sie einige Zeit in dieser Haltung.

So wirkt die Übung gegen Gebrechlichkeit

- gleicht das Kronenchakra aus
- synchronisiert die Gehirnhälften durch Ausbalancieren der Körperhälften auf der Körpermittellinie
- nimmt durch Druck auf Stirn und Schläfen Einfluss auf das Gehirn

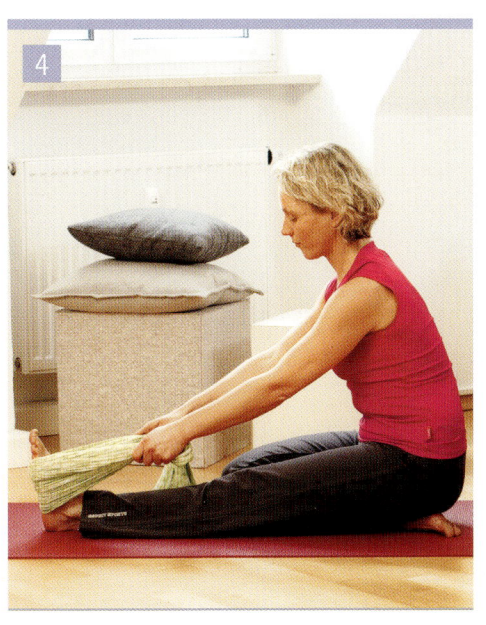

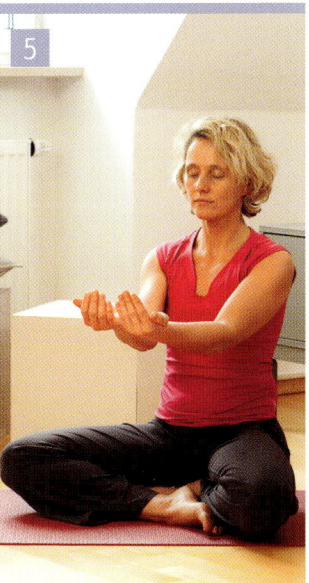

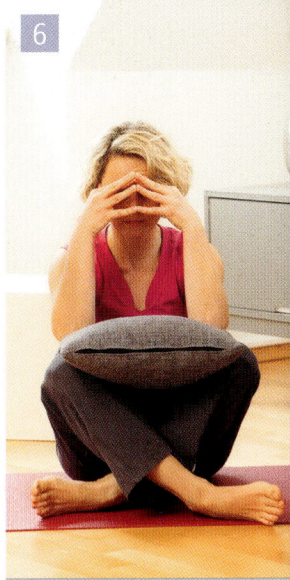

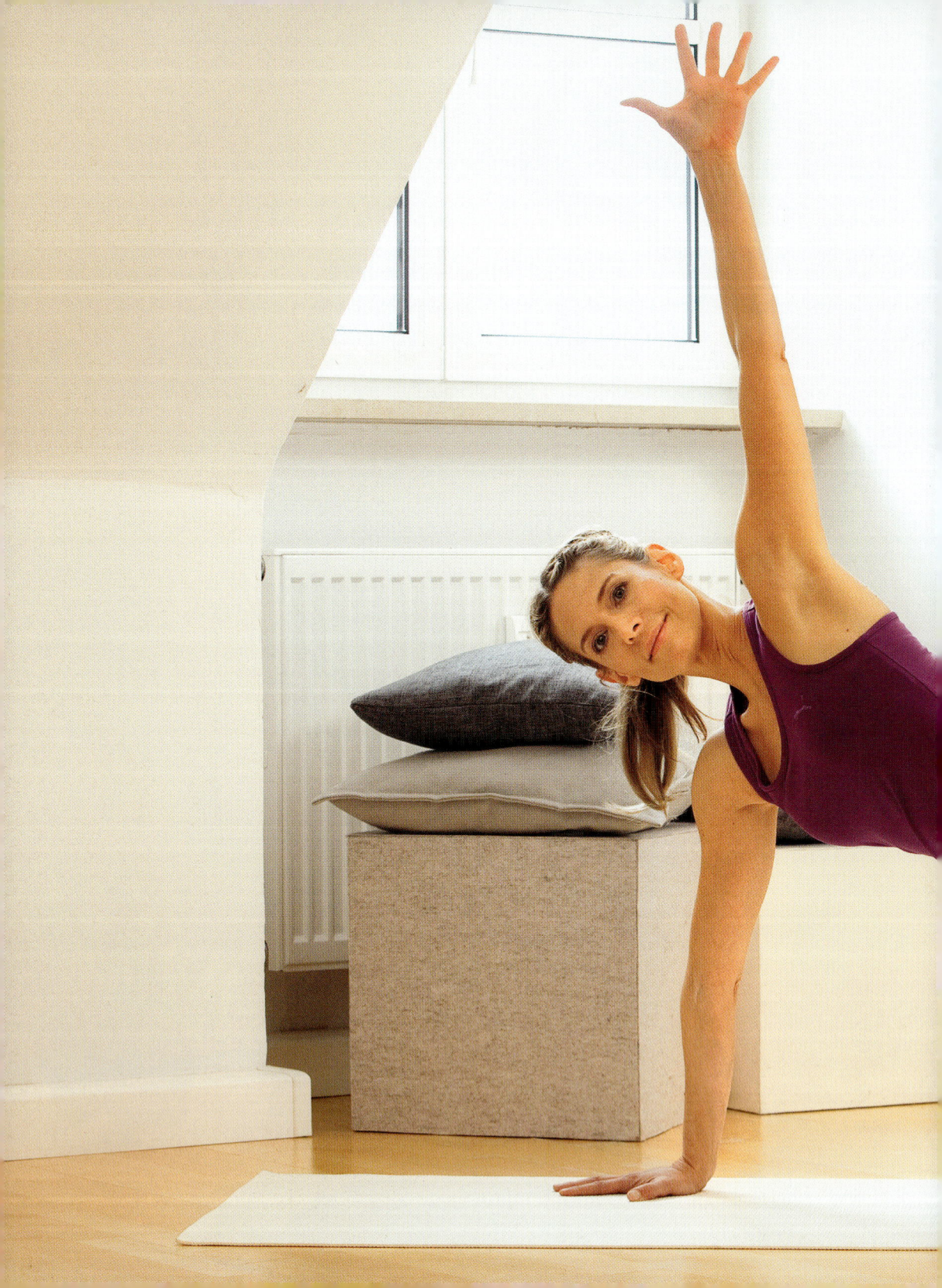

Körperliche Symptome

Schmerzen der verschiedensten Körperteile entstehen oft durch Fehlhaltungen oder eine ungesunde Lebensweise, können aber auch Anzeichen einer Erkrankung sein. Die Übungen in diesem Kapitel fördern eine nachhaltig gesunde Körperhaltung.

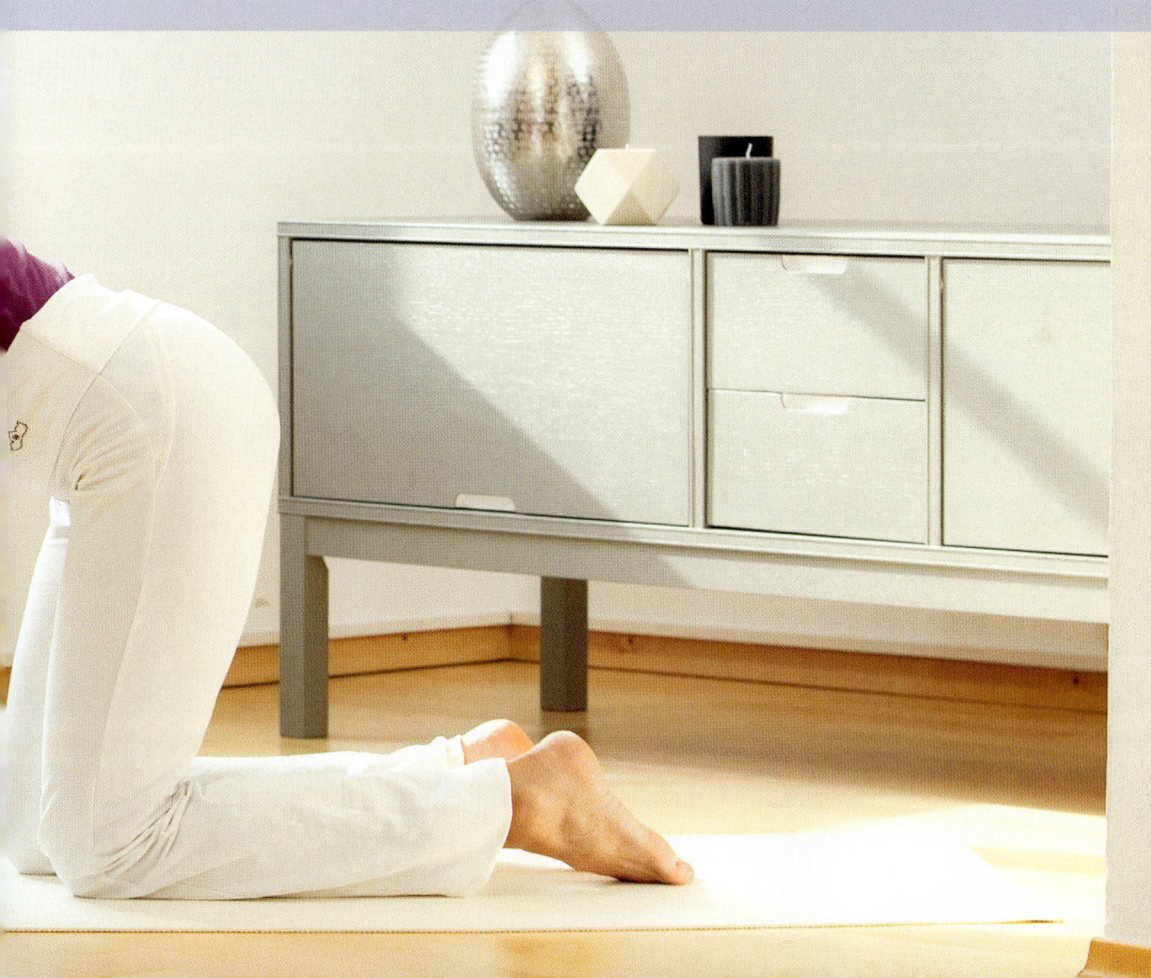

Atemprobleme > gesunde Lungen

Das westliche Bild eines Idealkörpers prägt das Atemverhalten vieler Menschen. Die Lungenkapazität wird nicht ausgenutzt und vorwiegend die Brustatmung praktiziert. Dazu fehlt meist ein regelmäßiges Konditionstraining. Aber auch eine unausgeglichene Psyche schafft Atemprobleme. Eine gesunde Lungenfunktion kann über folgende Ebenen erreicht werden:

Meridiane

- Dienergefäß (DG) > Atembeschwerden, Beklemmungsgefühl
- Dickdarmmeridian (DI) > Neigung zu verstopfter Nase und trockenem Husten, Überempfindlichkeit im oberen Atemwegsbereich (die Husten verursacht), flache Atmung
- Lungenmeridian (LU) > Kurzatmigkeit, Asthma, Atembeschwerden, flache Atmung

Akupressurpunkte

- DG 17 > Atembeschwerden, Beklemmung
- LU 1 > Asthma, Kurzatmigkeit
- LU 5 > verschleimte Lunge, rasselnder Husten

Kinesiologische Testmuskeln

- Obergrätenmuskel (vom Schulterblatt zum Oberarmknochen) > DG
- Oberschenkelbinderspanner (vom Darmbeinstachel zum Kniegelenk) > DI
- Vorderer Sägemuskel (von den oberen Rippen zur Schulterblattunterseite) > LU

Spinalnervensystem

Brustwirbelsegment:

- BW 1 > Asthma, Husten, Atembeschwerden
- BW 3 > Bronchitis, Brustfellentzündung, Beeinträchtigung der Lungenfunktion
- BW 8 > Zwerchfell

Organzuordnung

- Lunge

Muskulär

- Atemmuskulatur (Zwerchfell)
- Atemhilfsmuskulatur

Chakra

- Kehlchakra > häufige Halsentzündung, Kloß und Engegefühl im Hals

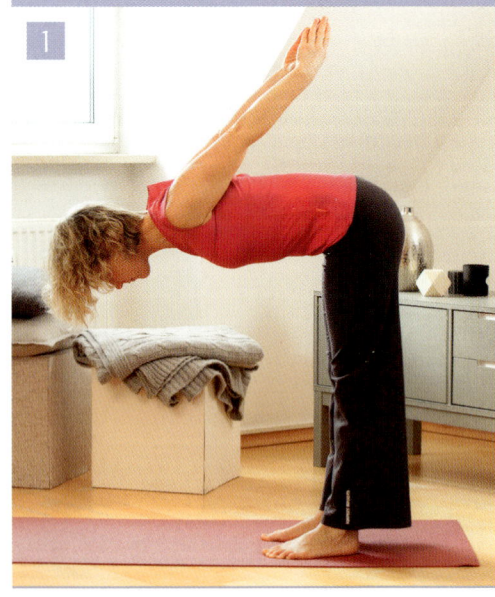

Beugen

1 Stellen Sie sich in den »aufrechten Stand«
(S. 18). Strecken Sie die Arme lang nach hinten
aus und verschränken Sie die Daumen. Beugen
Sie nun mit der Ausatmung den Oberkörper mit
geradem Rücken in die Waagerechte, dabei
strecken Sie die Arme so weit wie möglich nach
oben. Verweilen Sie für einige tiefe Atemzüge in
dieser Haltung. Richten Sie sich dann mit der
nächsten Einatmung wieder in die Senkrechte
auf. Wiederholen Sie die Bewegungen.

So wirkt die Übung bei Atemproblemen

- weitet Dickdarm- und Lungenmeridian
- stärkt die Testmuskeln: Obergrätenmuskel
  (DG) und Oberschenkelbinderspanner (DI)
- aktiviert das Brustwirbelsegment
- öffnet Raum für die Lunge
- trainiert die Atemmuskulatur

Armstrecker

2 Setzen Sie sich in die »einfache Haltung«
(S. 18). Verschränken Sie die Finger ineinander,
mit den Handflächen nach vorne. Strecken Sie
nun einatmend die Arme vor sich aus.
3 Machen Sie eine Atempause, führen Sie die
gestreckten Arme zunächst über den Kopf und
dann wieder nach vorne.
4 Ziehen Sie die Hände ausatmend wieder an
den Körper. Wiederholen Sie die Abfolge.

So wirkt die Übungsabfolge bei Atemproblemen

- weitet Dienergefäß und Lungenmeridian
- stärkt den Obergrätenmuskel (DG)
- aktiviert das Brustwirbelsegment
- öffnet den Brustraum für die Lunge
- gleicht das Kehlchakra aus
- trainiert Atem- und Atemhilfsmuskulatur

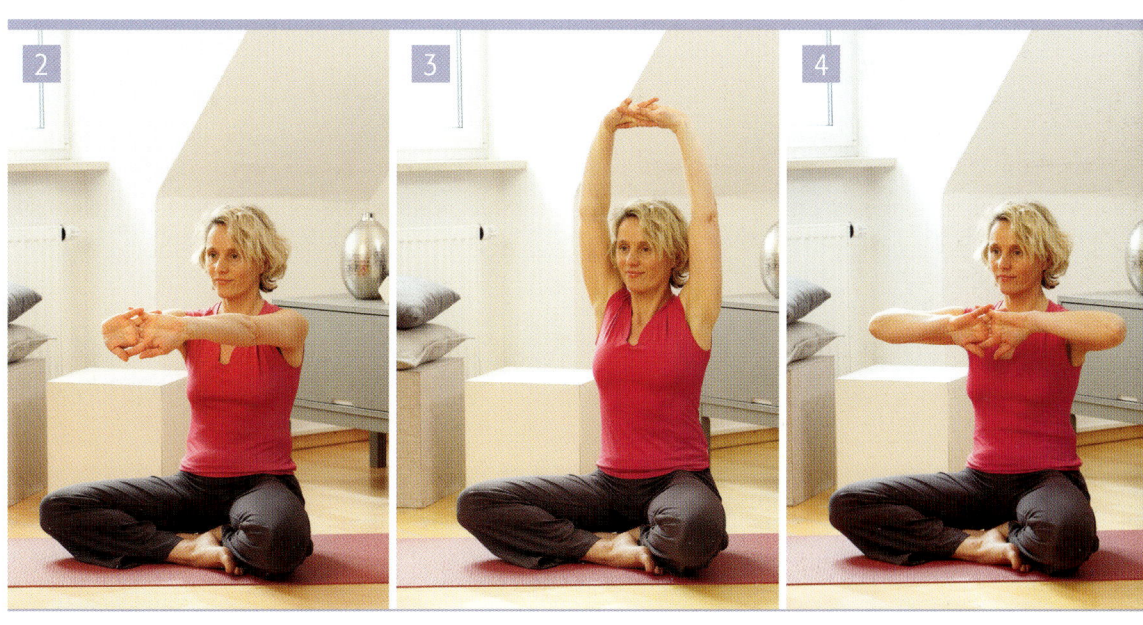

Gegen »Widerstand« ausatmen

Lungenfeger

Begeben Sie sich in eine aufrechte Position und atmen Sie tief ein. Pusten Sie ganz langsam, als würden Sie eine Kerze auspusten, die Luft wieder heraus. Pusten Sie so lange, bis die ganze Luft draußen ist und lassen Sie dann das Einatmen von selbst entstehen. Wiederholen Sie die Übung.

Lippenbremse

Begeben Sie sich in eine aufrechte Position und lockern Sie durch sanftes Schütteln den Kopf und den Oberkörper. Holen Sie tief Luft. Atmen Sie kurz aus und pressen Sie sofort die Lippen wieder zusammen. Wiederholen Sie das so lange, bis die ganze Luft raus ist. Schließen Sie die Augen, beobachten Sie innerlich, wie sich Ihre Atem- und Rumpfmuskulatur zusammenzieht und weitet. Wiederholen Sie die Übung.

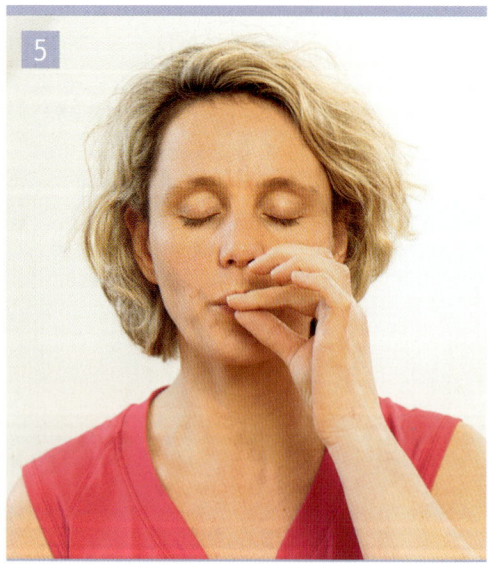

Zeigefinger-Daumen-Spalte

5 Nehmen Sie eine aufrechte Körperhaltung ein. Atmen Sie tief durch die Nase ein. Legen Sie die Spitzen von Daumen und Zeigefinger zu einer schmalen Spalte zusammen. Pusten Sie die Luft gleichmäßig und vollständig aus Ihren Lungen heraus.
Wiederholen Sie die Übung.

So wirken die Übungen bei Atemproblemen

- weitet das Dienergefäß
- stärkt folgenden Testmuskel: Vorderen Sägemuskel (LU)
- erweitert das Atemvolumen
- massiert die Lunge
- trainiert Atem- und Atemhilfsmuskulatur

Brustkorbatmung

6 Nehmen Sie eine aufrechte Körperhaltung ein. Legen Sie die Hände seitlich an die Rippen. Lassen Sie beim Einatmen die Luft ausgiebig in die Rippenbögen strömen, die Hände heben sich nun leicht, da die Rippen sich nach außen dehnen. Beim Ausatmen senken sich die Rippenbögen wieder und die Hände rutschen automatisch nach vorne.
Wiederholen Sie die Übung.

So wirkt die Übung bei Atemproblemen

- weitet das Dienergefäß
- stärkt folgenden Testmuskel: Vorderen Sägemuskel (LU)
- trainiert Atem- und Atemhilfsmuskulatur
- fördert die Wahrnehmung
- weitet den Brustkorb

Sieben-Wellen-Meditation

7 Nehmen Sie eine aufrechte Körperhaltung ein. Legen Sie die Hände in Gebetshaltung. Richten Sie mit geschlossenen Augen Ihre Aufmerksamkeit auf das dritte Auge. Atmen Sie tief ein und singen Sie mit der Ausatmung in 7 Takten »Sat Nam« (Sat = Wahrheit, Nam = Name, Identität). Sat hat 6 Takte, Nam nur einen. Lassen Sie dabei die 6 Klangwellen Sa-a-a-a-at durch die ersten 6 Chakren fließen, beginnend beim Wurzelchakra, und Nam am Ende durch das Kronenchakra. Folgen Sie mit Ihrer Aufmerksamkeit für 15 Minuten der Welle durch Ihren Körper.

So wirkt die Übung bei Atemproblemen
- weitet das Dienergefäß
- stärkt folgenden Testmuskel: Vorderen Sägemuskel (LU)
- trainiert Atem- und Atemhilfsmuskulatur
- weitet den Brustkorb

- erweitert das Atemvolumen
- massiert die Lunge
- fördert die natürliche Atmung durch das Singen

SOS-Tipp: Körper fluten

Nehmen Sie eine aufrechte Körperhaltung ein. Atmen Sie genauso lange ein wie aus. Einatmend fluten Sie dabei Ihren Körper, ausatmend entleeren Sie ihn mit Nachdruck.
Wiederholen Sie die Übung.

So wirkt die Übung bei Atemproblemen
- weitet das Dienergefäß
- trainiert Atem- und Atemhilfsmuskulatur
- weitet den Brustkorb
- erweitert das Atemvolumen
- massiert die Lunge
- fördert die natürliche Atmung

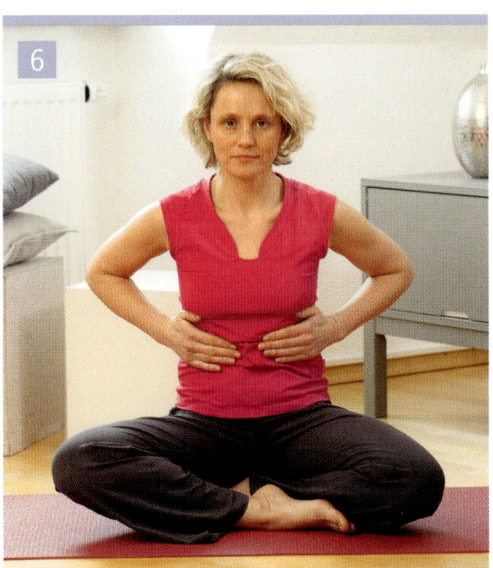

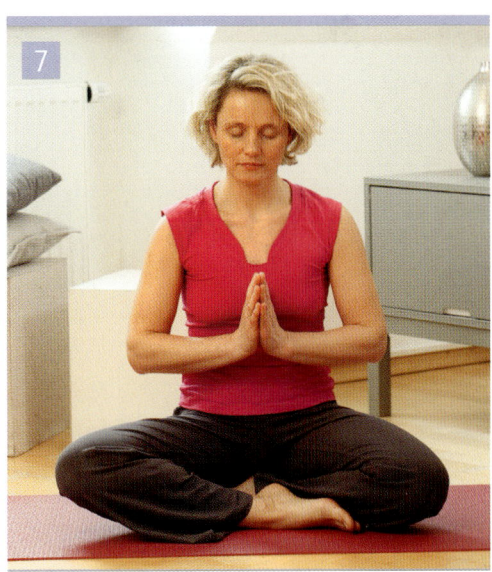

Verspannungen > entspannter Nacken/Schultergürtel

Verspannungen sind muskuläre Dysbalancen und lassen sich gut mit einer aktiven Entspannung lösen. Dabei greift das Prinzip: erst anspannen – dann entspannen.

Ausgleichende Bewegungen, Kräftigung und Energetisierung der Schulter-Nacken-Muskulatur sind ebenfalls aktive Möglichkeiten, um Verspannungen zu lösen. Einen entspannten Schultergürtel erreichen Sie über folgende Ebenen:

Verspannungssituationen vermeiden

Verspannungen können Körper und Wohlbefinden stark beeinträchtigen. Sie verursachen verschiedenste Beschwerden. Sie treten auf, wenn durch Stress Stoffe im Körper freigesetzt werden, die uns auf Kampf oder Flucht vorbereiten. Unsere Muskeln ziehen sich zusammen und spannen sich an.

Um Verspannungen frühzeitig zu erkennen oder besser noch zu vermeiden, entziehen Sie sich Situationen, die diese Reflexe bei Ihnen hervorrufen. Beobachten Sie sich immer wieder selbst und erkennen Sie erste Anzeichen, wie das Hochziehen der Augenbrauen, Stirnrunzeln, Zahnpressen, Fäuste, angezogene Zehen und hochgezogene Schultern.

Meridiane

- Gallenblasenmeridian (GB) > schmerzhafte Verspannungen im Schulter-Nacken-Bereich
- Dünndarmmeridian (DÜ) > Ellbogen-, Schulter- und Nackenschmerzen oder Rückenschmerzen, verspannter Nacken, steife Schultern
- Lenkergefäß/Gouverneurgefäß (LG) > steifer Nacken und Rücken

Akupressurpunkte

- GB 20 > stressbedingte Verspannungen im Schulter-Nacken-Bereich
- DÜ 8 > Schmerzen im Hals-Nacken-Bereich

Spinalnervensystem

Halswirbelsegment:
- HW 3 > Nervenschmerzen im Hals- und Nackenbereich
- HW 6 > steifer Nacken, Schmerzen in den Oberarmen

Kinesiologische Testmuskeln

- Vorderer Deltamuskel (vom Schlüsselbein zum Oberarmknochen) > GB
- Vierköpfiger Schenkelstrecker (vom Hüftknochen zur Schienbeinkante) > DÜ

- Großer Rundmuskel (vom Schulterblatt zum Oberarmknochen) > LG

Chakra

- Kehlkopf-Chakra > Nacken- und Schulterschmerzen

Muskulär

- Schulter- und Nackenmuskulatur

Fisch

1 Legen Sie sich auf den Rücken, schieben Sie Ihre Hände so weit wie möglich Richtung Oberschenkel unter das Gesäß. Bringen Sie die Innenseite Ihrer Beine zusammen und spannen Sie Ihren Beckenboden und den Unterbauch an. Einatmend heben Sie den Brustkorb so weit wie möglich und legen den Kopf nach hinten. Lassen Sie Ihre Lippen geschlossen, aber entspannen Sie trotzdem Ihre Kiefermuskulatur. Atmen Sie in dieser Haltung durch die Nase lang und tief und verweilen Sie einige Zeit.

TIPP Um den Hals zu entlasten, lassen Sie den Hinterkopf auf dem Boden und legen Sie ihn gegebenenfalls auf eine weiche Unterlage.

So wirkt die Übung gegen Verspannungen

- weitet Dünndarm- und Gallenblasenmeridian
- stärkt folgenden Testmuskel: Großen Rundmuskel (LG)
- aktiviert das Halswirbelsegment
- gleicht das Kehlchakra aus
- trainiert Schulter- und Nackenmuskulatur

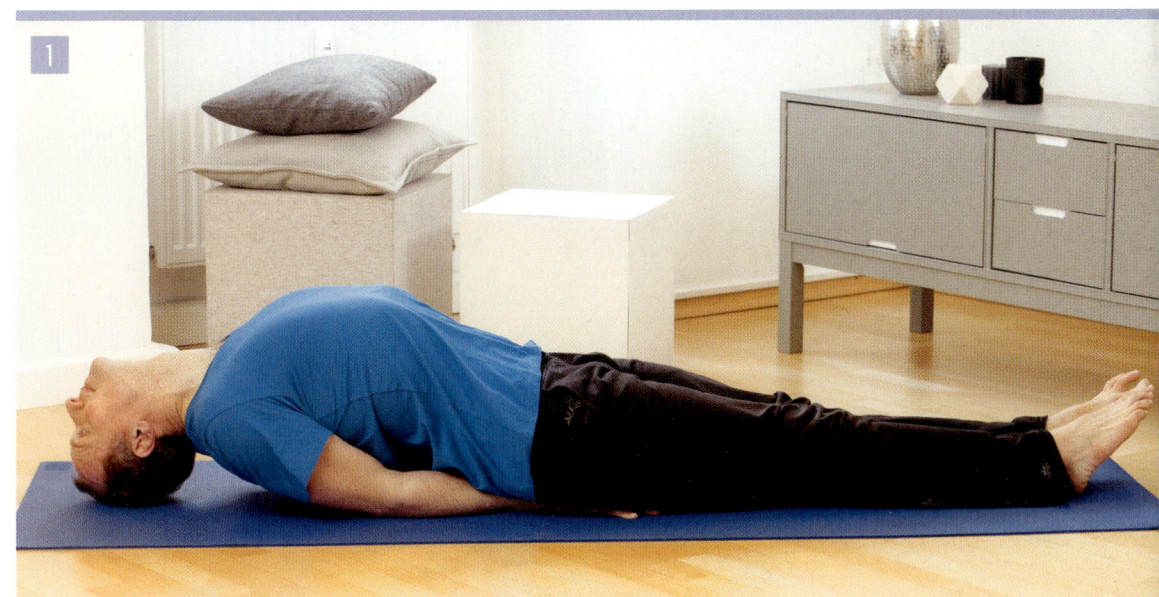

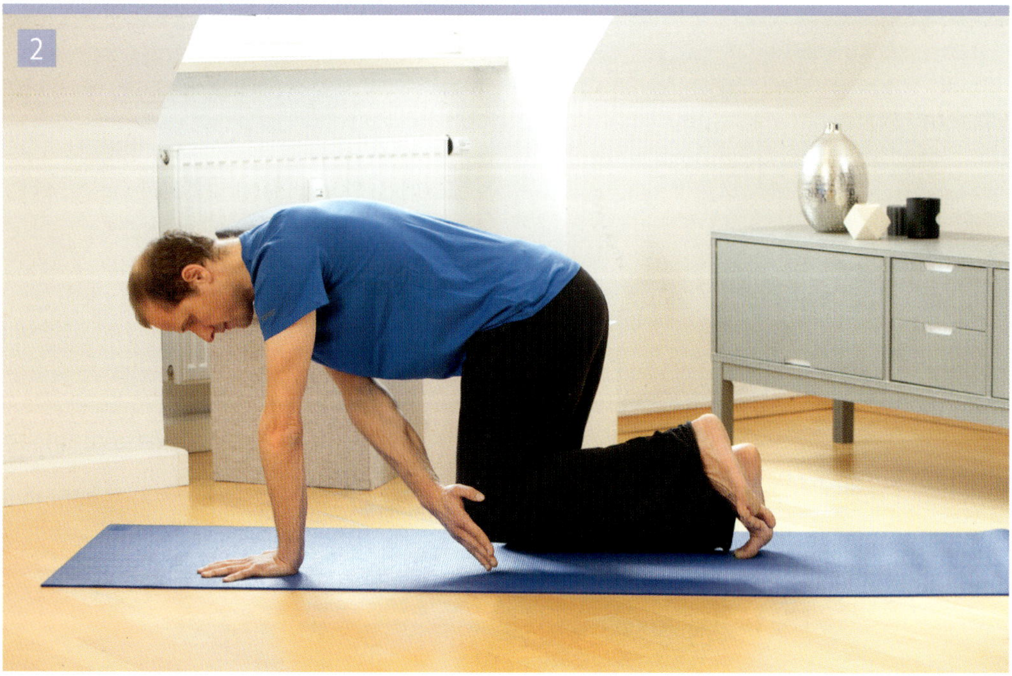

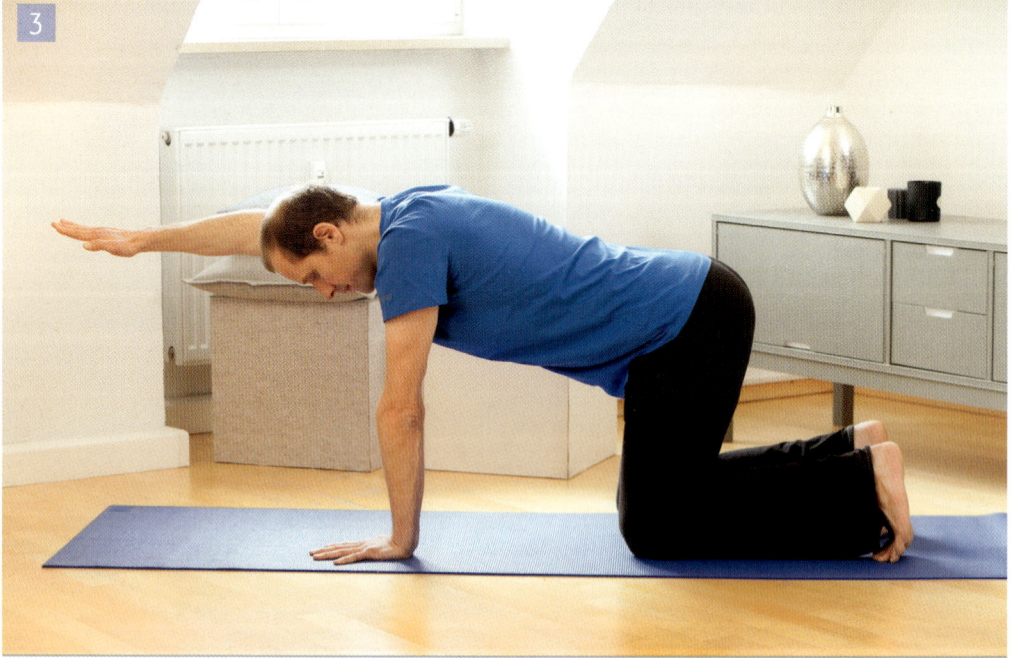

Vierfüßler

2 Kommen Sie in die Bank-Position. Ausatmend drücken Sie die rechte Hand gegen das linke Knie.

3 Einatmend strecken Sie den rechten Arm nach vorne. Wiederholen Sie die Bewegungen.

So wirkt die Übung gegen Verspannungen

- weitet das Lenkergefäß
- stärkt folgende Testmuskeln: Vorderen Delta-muskel (GB), Vierköpfigen Schenkelstrecker (DÜ) und Großen Rundmuskel (LG)
- aktiviert das Halswirbelsegment
- gleicht das Kehlchakra aus
- trainiert die Schulter- und Nackenmuskulatur

Nackendehnung (bis S. 97)

4 Setzen Sie sich in die »einfache Haltung« (S. 18). Einatmend ziehen Sie die Schultern hoch, halten Sie ein paar Sekunden, lassen Sie dann ausatmend wieder locker. Wiederholen Sie die Bewegung.

5 Drücken Sie mit der rechten Hand seitlich (mittel)stark gegen den Kopf, der Daumen liegt am Nacken unterhalb der Schädelbasis auf dem Akupressurpunkt GB 20 (s. S. 66), der Kopf hält gegen. Atmen Sie lang und tief. Nach einer Weile wechseln Sie die Seiten.

6 Verschränken Sie die Arme hinter dem Kopf, greifen Sie die Armaußenseite am äußeren Ende des Ellbogengelenks am Akupressurpunkt

DÜ 8, halten Sie die verschränkten Arme gegen den Hinterkopf, der Kopf hält gegen. Atmen Sie lang und tief und verweilen Sie einige Zeit in dieser Haltung.

7 Drücken Sie mit den Handtellern mittelstark gegen Ihre Jochbeine und über den Augen. Atmen Sie lang und tief und verweilen Sie einige Zeit in dieser Haltung.

8 Drücken Sie mit der rechten Hand gegen Ihre linke Wange beziehungsweise gegen die linke Hälfte des Kiefers, der Kopf hält gegen. Atmen Sie lang und tief. Nach einer Weile wechseln Sie die Seite.

9 Lassen Sie Ihren Kopf entspannt nach links hängen. Atmen Sie lang und tief. Nach einer Weile wechseln Sie die Seite.

10 Lassen Sie den Kopf locker hängen. Ver-schränken Sie die Hände und legen Sie sie sanft auf den Hinterkopf, die Ellbogen hängen nach unten. Atmen Sie lang und tief und ver-weilen Sie einige Zeit in dieser Haltung.

So wirkt die Übungsabfolge gegen Verspannungen

- weitet das Lenkergefäß und den Dünndarmmeridian
- drückt die Akupressurpunkte GB 20 (Übung 5) und DÜ 8 (Übung 6)
- stärkt folgende Testmuskeln: Vierköpfigen Schenkelstrecker (DÜ) und Großen Rund-muskel (LG)
- aktiviert das Halswirbelsegment
- gleicht die Kehlkopfchakra aus
- trainiert Schulter- und Nackenmuskulatur

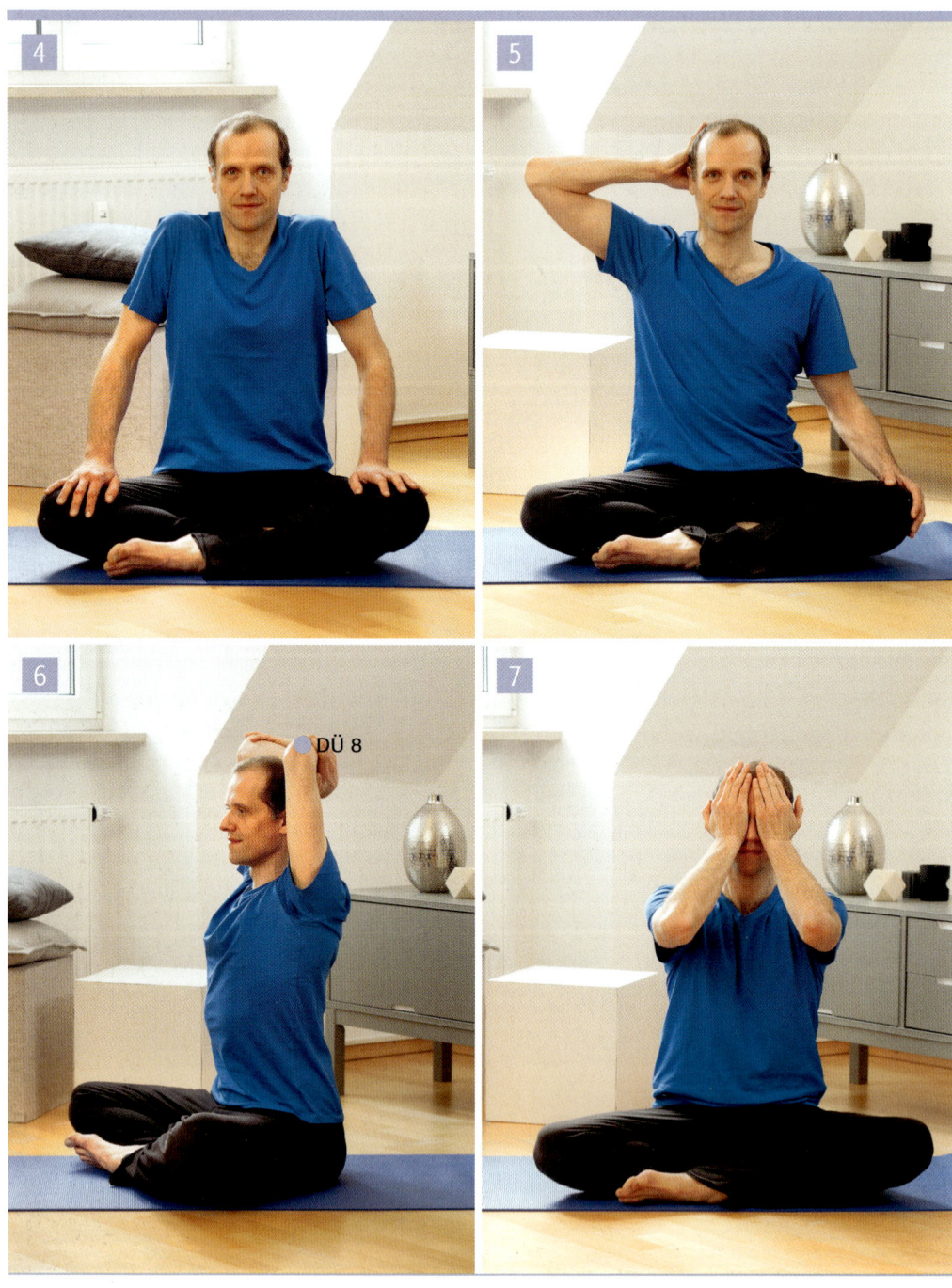

DÜ 8

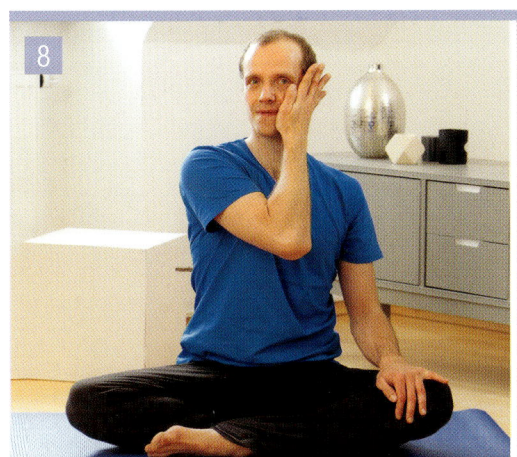

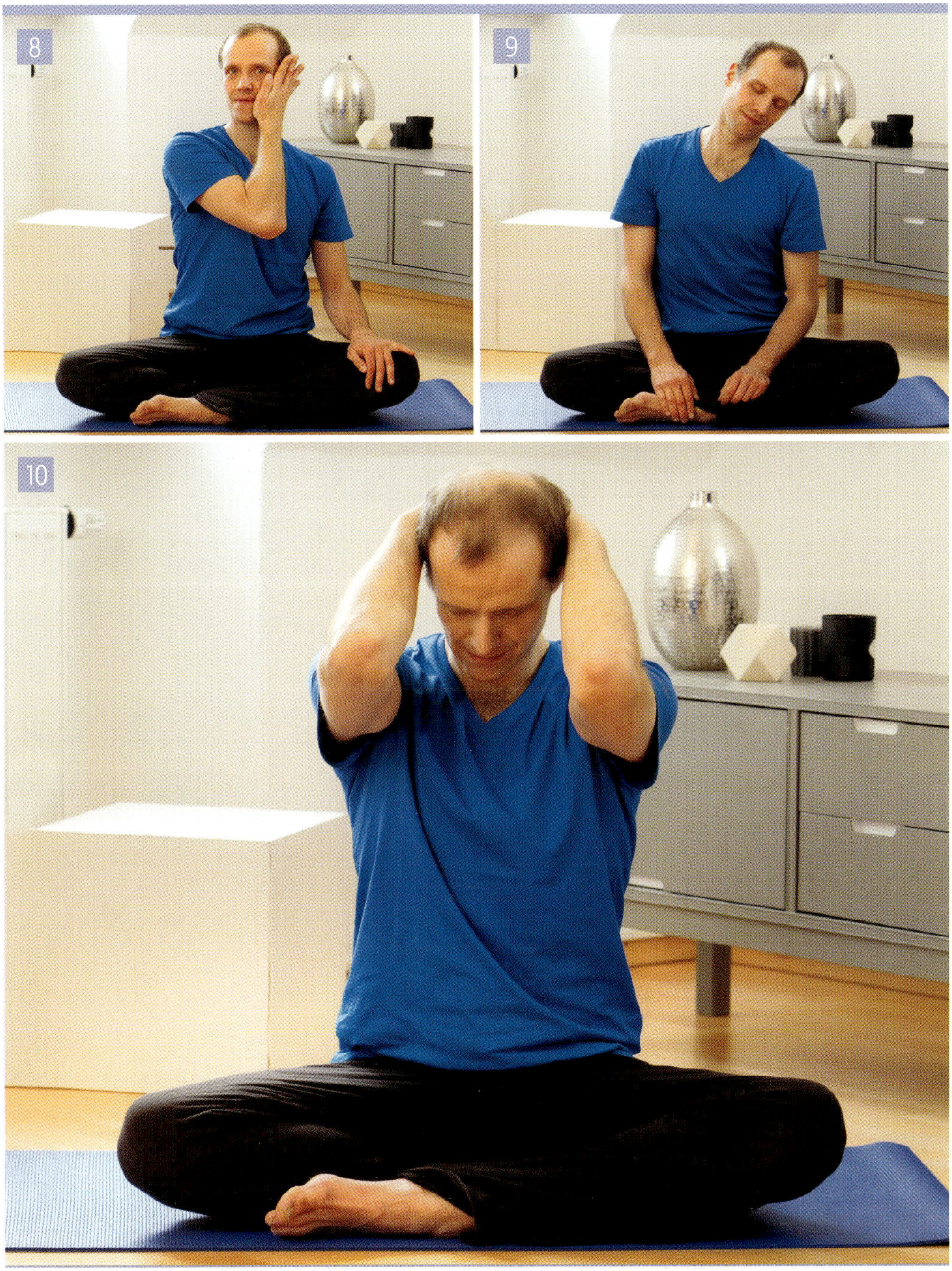

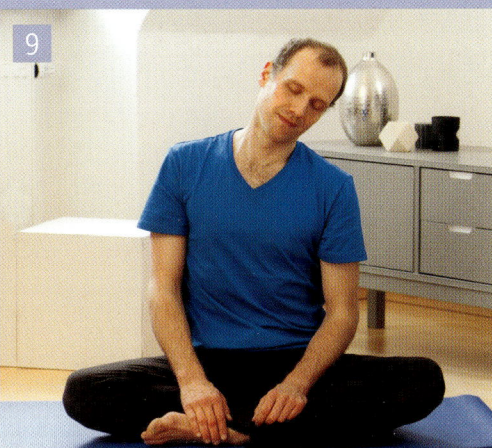

Herzöffner: Variante »einfache Haltung«, Schulter – Daumen

11 Setzen Sie sich in die »einfache Haltung« (S. 18). Legen Sie Ihre Fingerspitzen auf die Hügel unter Ihren Fingern zu einer offenen Faust. Halten Sie Ihre Arme parallel zum Boden seitlich ausgestreckt. Die Daumen zeigen nach oben.

12 Ausatmend bringen Sie Ihre Daumen zu den Schultern, ohne diese zu berühren. Einatmend strecken Sie Ihre Arme wieder parallel zum Boden. Wiederholen Sie die Bewegungen.

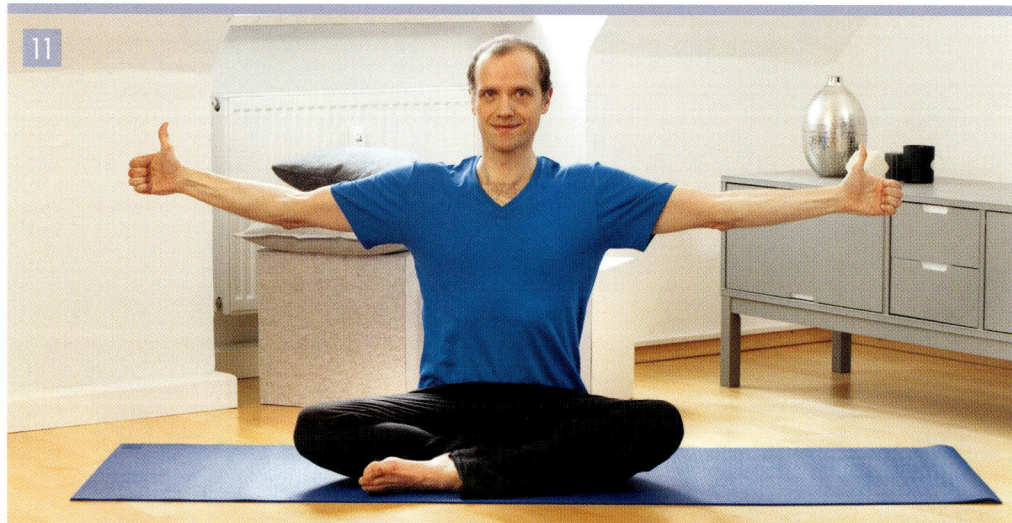

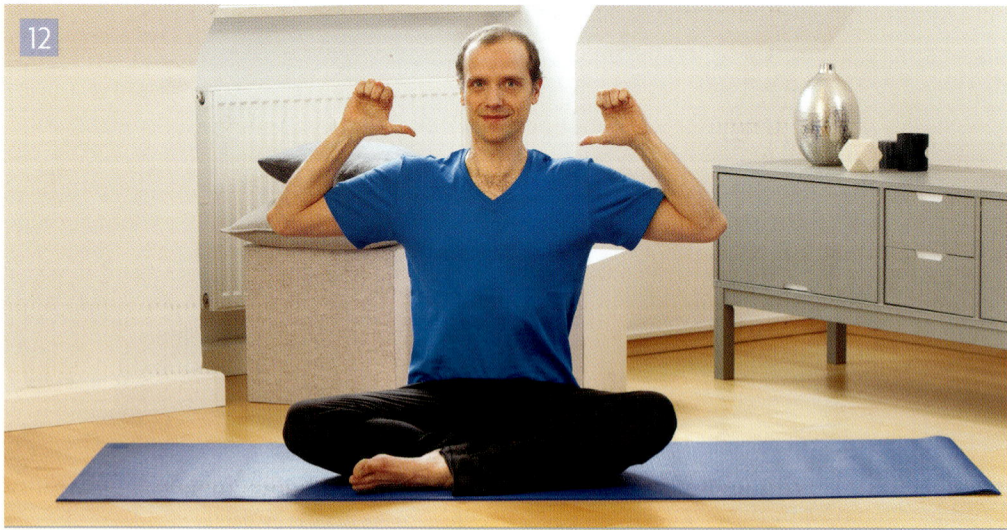

So wirkt die Übung gegen Verspannungen

- weitet den Dünndarmmeridian und das Lenkergefäß
- stärkt folgende Testmuskeln: Vorderen Delta-muskel (GB) und Großen Rundmuskel (LG)
- aktiviert das Halswirbelsegment
- gleicht das Kehlkopfchakra aus
- trainiert Schulter- und Nackenmuskulatur

Mobilisation

13 Stellen Sie sich in den »aufrechten Stand« (S. 18) und atmen Sie mehrmals tief ein und aus.
Drehen Sie einatmend entspannt den Ober-körper nach links und ausatmend nach rechts. Die Arme gehen locker mit. Wiederholen Sie die Bewegung.

So wirkt die Übung gegen Verspannungen

- dehnt den Gallenblasenmeridian
- stärkt folgenden Testmuskel: Großen Rund-muskel (LG)
- aktiviert das Halswirbelsegment
- mobilisiert den Schulter-Nacken-Bereich

SOS-Tipp: Energetisierung des Nackens

14 Nehmen Sie eine aufrechte Körperhaltung ein. Reiben Sie die Hände aneinander und atmen Sie ein paar Mal tief ein und aus. Legen Sie die Hände rechts und links an den Nacken. Spüren Sie, wie die Energie der Hände den Nacken durchströmt. Bei Bedarf legen Sie die Hände auf den unteren Rücken oder ein ande-res Körperteil.

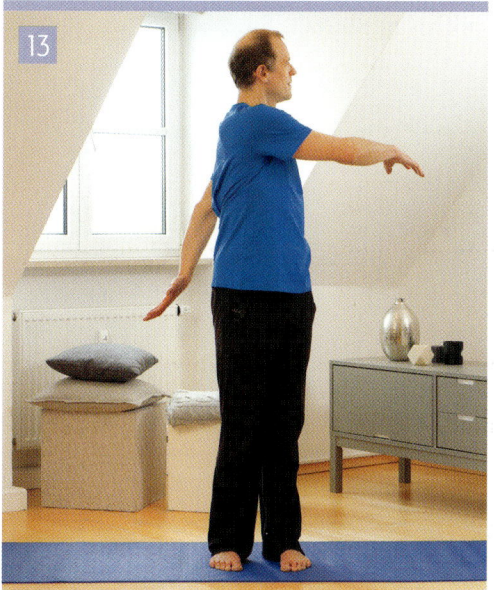

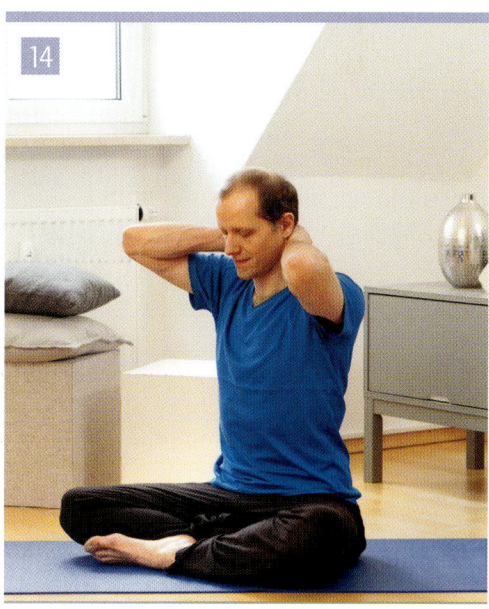

Herz-Kreislauf-Probleme > kräftiges Herz

Probleme mit dem Herz-Kreislauf-System können zum Beispiel durch mangelnde Bewegung, Stress, psychische Belastung und eine ungesunde Ernährung entstehen. Ein kräftiges Herz kann über folgende Ebenen erreicht werden:

Meridiane

- Herzmeridian (HE) > energetische Schwäche, Neigung zu Herzklopfen, Blutdruckschwankungen, Müdigkeit, Blässe, allgemeines Kältegefühl, Herzenge
- Kreislauf-Sexualität-Meridian (KS) > Herzklopfen, Herzschmerzen, Herzprobleme, abnormaler und schwankender Blutdruck
- Nierenmeridian (NI) > hoher Blutdruck und Kreislaufschwäche

Akupressurpunkte

- HE 7 > Herzbeschwerden

Kinesiologische Testmuskeln

- Unterschulterblattmuskel (vom Schulterblatt zum Oberarmknochen) > HE
- Mittlerer Gesäßmuskel (von der Darmbeinschaufel zum Oberschenkelknochen) > KS
- Lendenmuskel (von den Brust- und Lendenwirbeln zum Oberschenkelknochen) > NI

Spinalnervensystem

Brustwirbelsegment:
- BW 2 > funktionelle Herzbeschwerden und unklare Brustschmerzen

- BW 5 > niedriger Blutdruck, Blutarmut, mangelnde Blutzirkulation
- BW 10 > Arterienverhärtung

Organzuordnung

- Herz
- Blutkreislauf

Chakra

- Herzchakra > Druck und Engegefühl oder Schmerzen im Herzbereich, zu hoher oder zu niedriger Blutdruck, Herzrhythmusstörungen

Muskulär

- allgemeine Grundspannung der Muskulatur

Herzöffner, Variante im Stehen ohne Drehung

1 Stellen Sie sich in den »aufrechten Stand« (S. 18) und legen Sie Ihre Hände mit den Handflächen aneinander an das Brustbein. Einatmend strecken Sie Ihren linken Arm lang nach hinten, der kleine Finger führt. Kommen Sie ausatmend in die Ausgangsposition zurück. Machen Sie die gleiche Bewegung mit rechts. Wiederholen Sie die Übung. Strecken Sie das Brustbein und halten Sie den Nacken lang. Stabilisieren Sie Ihren Rumpf, indem Sie den Bauchnabel zur Wirbelsäule ziehen.

So wirkt die Übung bei Herz-Kreislauf-Problemen

- weitet Herz- und Kreislauf-Sexus-Meridian
- kräftigt folgenden Testmuskel: Unterschulterblattmuskel (HE)
- aktiviert das Brustwirbelsegment
- öffnet Raum für das Herz
- gleicht das Herzchakra aus

Breathwalk

Meditatives Walken

Walken Sie möglichst an der frischen Luft! Finden Sie in einen gleichmäßigen Rhythmus. Kombinieren Sie nun zu jedem Schritt eine Handhaltung:

1. Schritt = *Sa* – Daumen- und Zeigefingerspitzen berühren sich (= Geburt)

2. Schritt = *Ta* – Daumen- und Mittelfingerspitzen berühren sich (= Leben)

3. Schritt = *Na* – Daumen- und Ringfingerspitzen berühren sich (= Tod)

4. Schritt = *Ma* – Daumen- und kleine Fingerspitzen berühren sich (= Transformation)

Wiederholen Sie die Bewegungsabfolge.

So wirkt die Übung bei Herz-Kreislauf-Problemen

- kräftigt folgende Testmuskeln: Mittlerern Gesäßmuskel (KS) und Lendenmuskel (NI)
- reguliert den Blutdruck
- trainiert das Herz-Kreislauf-System

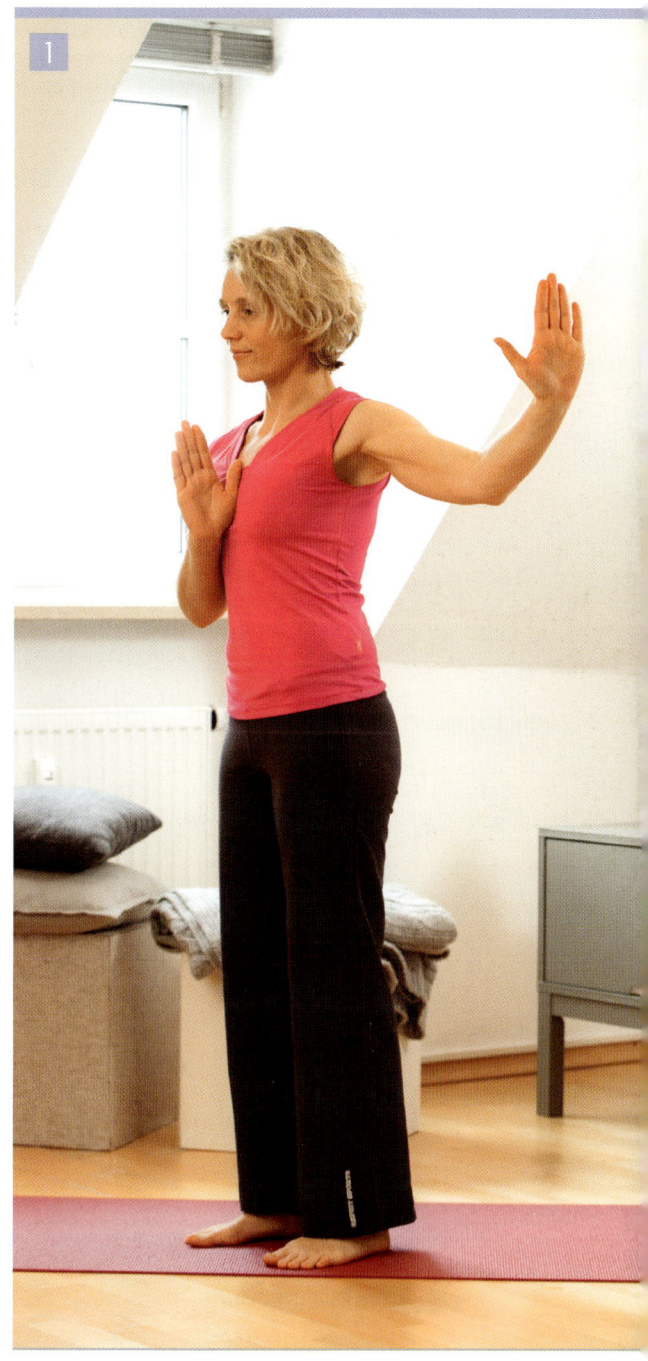

Yogisches Joggen

2 Joggen Sie möglichst an der frischen Luft! Das kann eine Strecke draußen sein oder auf der Stelle vor einem geöffneten Fenster. Formen Sie ein Mudra, indem Sie die Fingerkuppen der kleinen Finger und Daumen aneinanderlegen und die anderen Finger strecken.

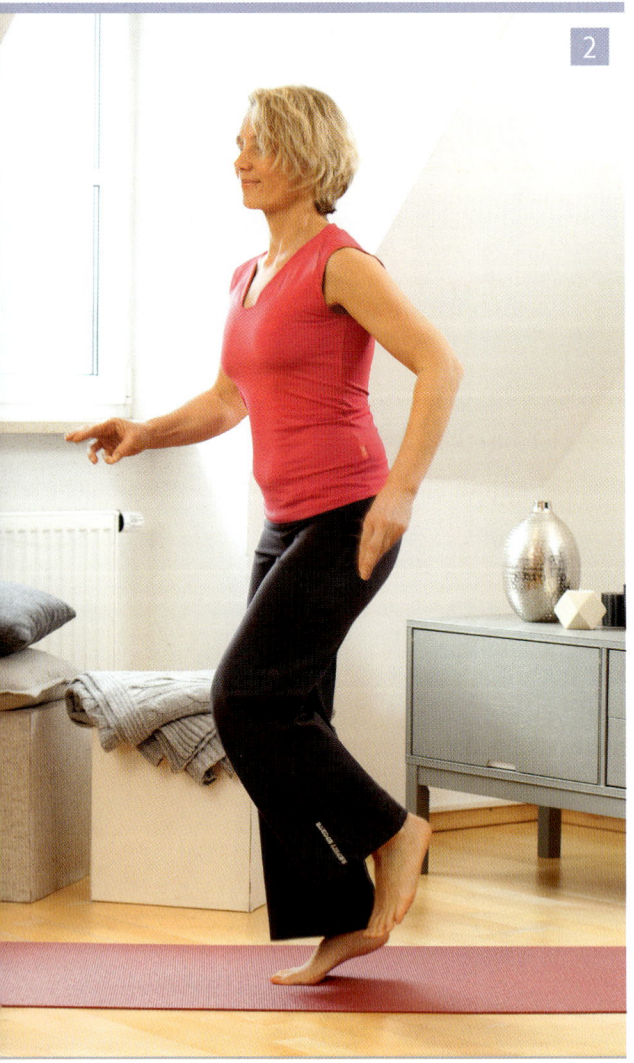

So wirkt die Übung bei Herz-Kreislauf-Problemen

- fördert innere Ruhe und Gelassenheit durch Druck auf die Reflexzone der Kuppe des kleinen Fingers
- kräftigt folgende Testmuskeln: Unterschulterblattmuskel (HE), Mittleren Gesäßmuskel (KS) und Lendenmuskel (NI)
- trainiert das Herz-Kreislauf-System
- konditioniert die Herzpumptätigkeit
- trainiert die allgemeine Grundspannung der Muskulatur

Katzenschlecken mit aufgestellten Zehen

3 Kommen Sie in die Bank-Position und stellen Sie Ihre Zehen auf. Rollen Sie nun Wirbel für Wirbel Ihren Rücken in einen Katzenbuckel und ziehen Sie einatmend Ihr Gesäß zu den Fersen, ohne sie zu berühren.

4 Ausatmend gleiten Sie dann mit dem gesenkten Kopf genüsslich über den Boden nach vorne, ohne ihn zu berühren. Fügen Sie die beiden Bewegungen wie eine Welle aneinander.

So wirkt die Übung bei Herz-Kreislauf-Problemen

- weitet den Nierenmeridian
- kräftigt folgende Testmuskeln: Unterschulterblattmuskel (HE) und Lendenmuskel (NI)
- aktiviert das Brustwirbelsegment
- gleicht das Herzchakra aus
- trainiert die allgemeine Grundspannung der Muskulatur

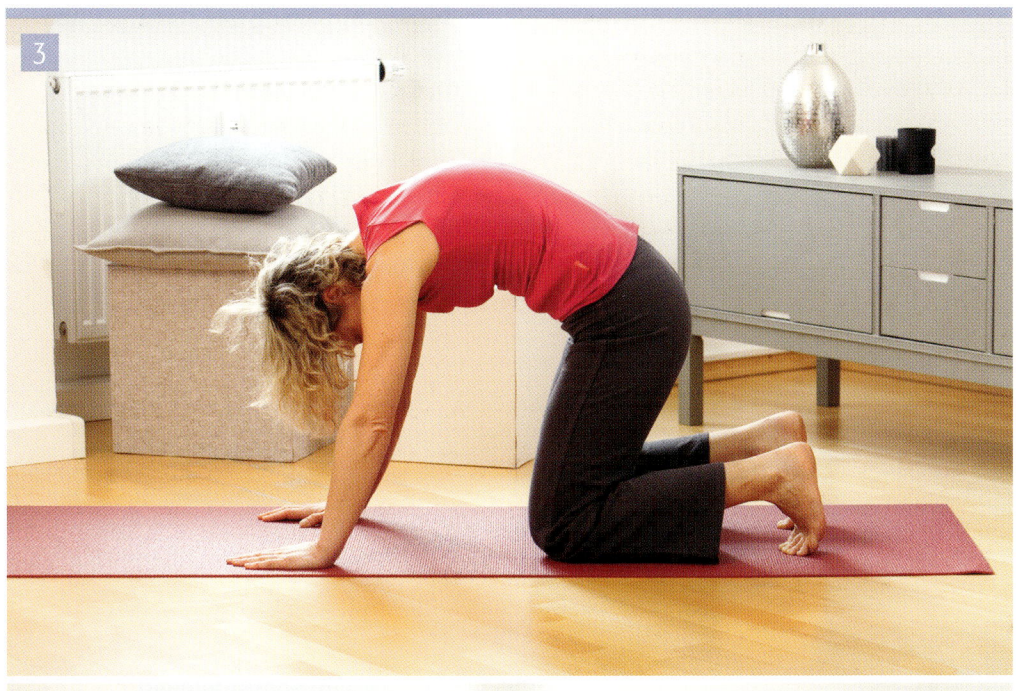

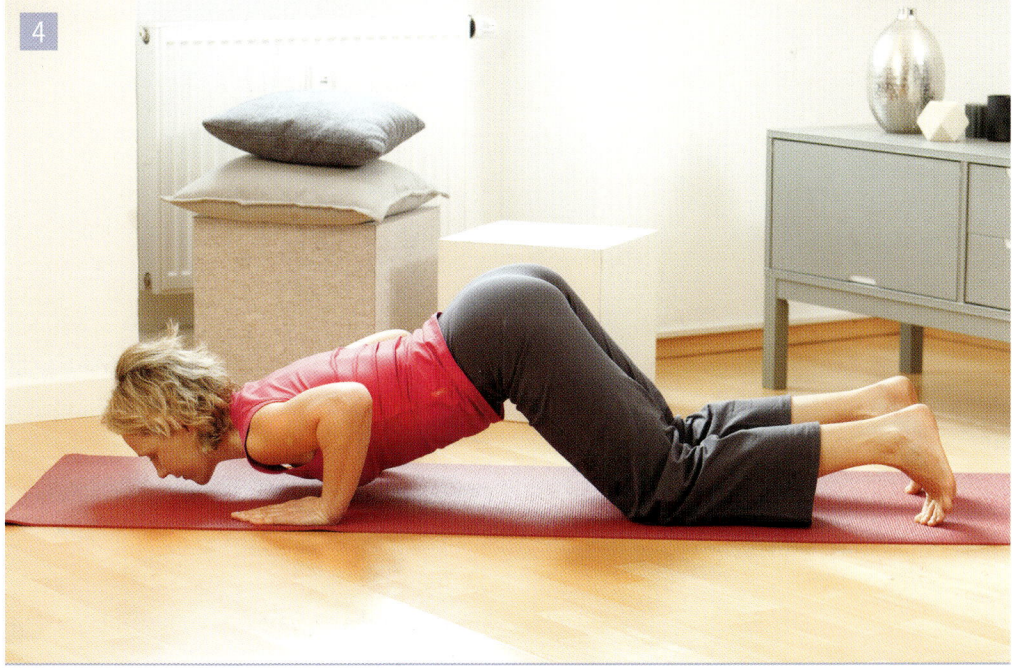

Atemübung

5 Stellen Sie sich in den »aufrechten Stand« (S. 18). Einatmend legen Sie Ihre Handflächen mittig über dem Kopf aneinander.

6 Ausatmend führen Sie Ihre Arme im großen Bogen seitlich nach unten, die Handflächen zeigen zum Boden. Führen Sie die Bewegungen zügig nacheinander aus.

So wirkt die Übung bei Herz-Kreislauf-Problemen

- ◼ kräftigt folgenden Testmuskel: Unterschulterblattmuskel (HE)
- ◼ aktiviert das Brustwirbelsegment
- ◼ öffnet Raum für das Herz
- ◼ trainiert das Herz-Kreislauf-System
- ◼ konditioniert die Herzpumptätigkeit
- ◼ kräftigt die Muskeln des Brustkorbs und die Atemhilfsmuskulatur

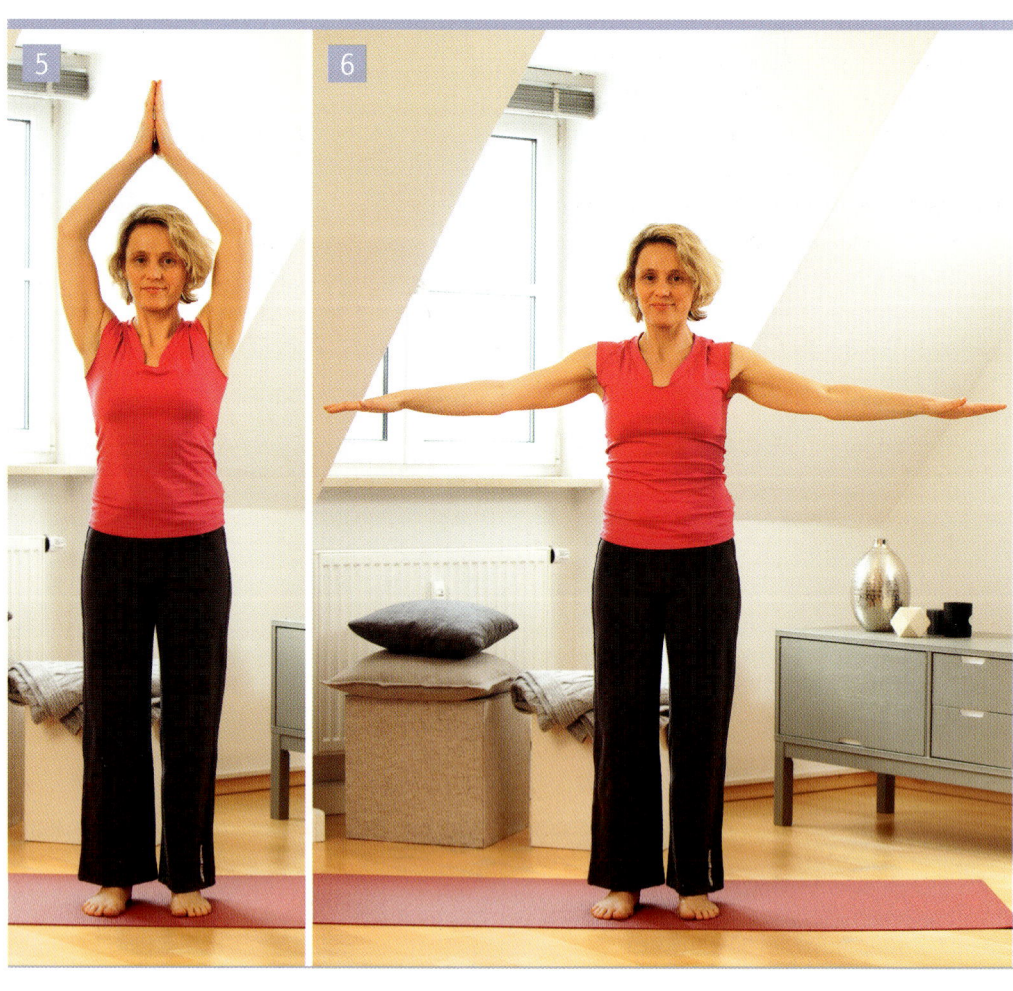

Herz-Lotus-Meditation

7 Nehmen Sie eine aufrechte Körperhaltung ein. Heben Sie die Hände 10 bis 15 Zentimeter vor die Brust, die Handgelenke drücken aneinander auf den Akupressurpunkt HE 7. Die Finger sind gestreckt, die Spitzen der Daumen und der kleinen Finger berühren einander. Atmen Sie lang und tief und verweilen Sie einige Zeit in dieser Haltung.

Gut auch mit Partner

Setzen Sie sich gegenüber, die Knie berühren sich. Formen Sie beide mit den Händen das Lotus-Mudra, die kleinen Finger des Mannes sind dabei unter die kleinen Finger der Frau geschoben. Während der ganzen Übung schauen Sie einander in die Augen (s. S. 86/87).

So wirkt die Übung bei Herz-Kreislauf-Problemen

- drückt den Akupressurpunkt HE 7
- gleicht das Herzchakra aus

SOS-Tipp: Fingermassage

> **bei hohem Blutdruck:** Massieren Sie Ihren Mittelfinger von der Wurzel zur Spitze.
> **bei niedrigem Blutdruck:** Massieren Sie Ihren Mittelfinger von der Spitze zur Wurzel.

SOS-Tipp: Venenpumpe

Aktivieren Sie die Venenpumpe, indem Sie die Fußgelenke strecken und anziehen und die Finger zu Fäusten formen und wieder strecken.

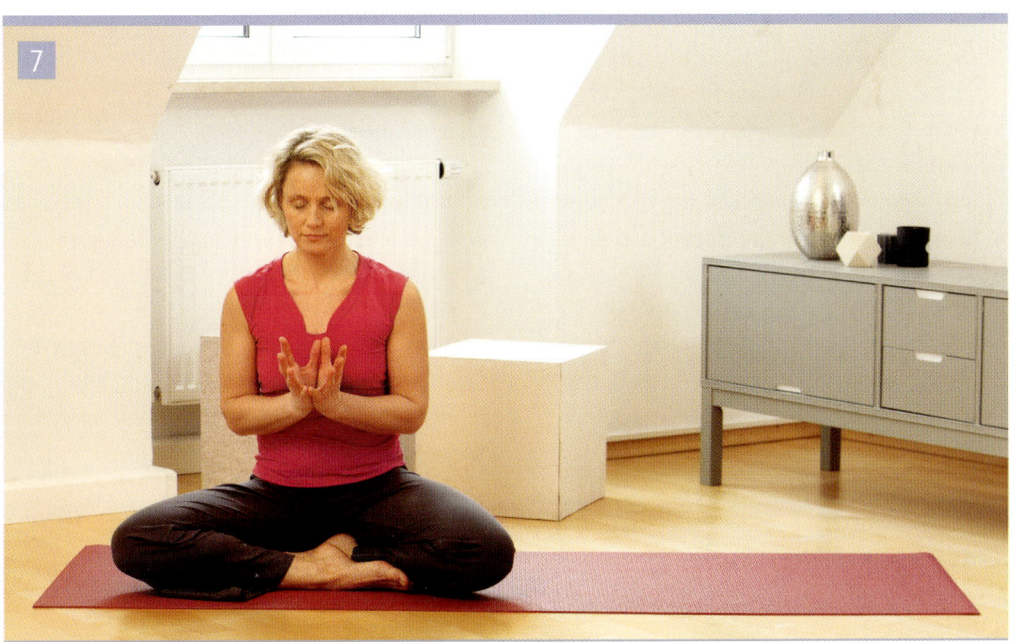

Verdauungsprobleme > gesunde Verdauung

Verdauungsbeschwerden beeinflussen unsere Grundstimmung und die Lebensqualität. Wir können sowohl unsere Ernährung verändern als auch deren Verarbeitung im Körper beeinflussen. Eine gesunde Verdauung kann über folgende Ebenen erreicht werden:

Meridiane

- Dienergefäß (DG) > Verdauungsprobleme
- Dickdarmmeridian (DI) > Darmbeschwerden, Allergien, Neigung zu Durchfall, besonders nach schwer Verdaulichem
- Dünndarmmeridian (DÜ) > Verdauungsbeschwerden, Durchfall, Blähungen, Druck- oder Schmerzgefühl im Bauch, Entzündungen im Bereich des Dünndarms, schlechte Verdauung, die dünn macht, schlechte Aufnahme von Nährstoffen
- Dreifach-Erwärmer-Meridian (3E) > Verstopfung, Spannungsgefühl im Magen
- Magenmeridian (MA) > Magenbeschwerden aller Art, Oberbauchschmerzen, Verdauungsbeschwerden, Blähungen, Verstopfung, Pilzbefall, Stauungen im Darmbereich, Darminfektion, -geräusche, Durchfall, Appetit hängt von der Art des Essens oder der Stimmung ab, unregelmäßige Essgewohnheiten, die Nahrung variiert stark

Akupressurpunkte

- DG 12 > Verdauungsprobleme
- DI 11 > Darmbeschwerden
- MA 25 > Stauung im Darmbereich, Darminfektion, Darmgeräusche, Durchfall

Kinesiologische Testmuskeln

- Obergrätenmuskel (vom Schulterblatt zum Oberarmknochen) > DG
- Oberschenkelbinderspanner (vom Darmbeinstachel zum Kniegelenk) > DI
- Vierköpfiger Schenkelstrecker (vom Hüftknochen zur Schienbeinkante) > DÜ
- Kleiner Rundmuskel (vom Schulterblatt zum Oberarmknochen) > 3E
- Großer Brustmuskel (vom Schlüsselbein zum Oberarmknochen), Schlüsselbeinfasern > MA

Spinalnervensystem

Brustwirbelsegment:
- BW 6 > Magenstörung, Verdauungsbeschwerden
- BW 7 > Bauchspeicheldrüsenprobleme, Magenschleimhautentzündungen, Magengeschwüre
- BW 12 > Blähungen, Verdauungsprobleme
Lendenwirbelsegment:
- LW 1 > Verstopfungen, Dickdarmentzündungen, Durchfall

Organzuordnung

- Magen
- Dünndarm
- Dickdarm

Chakren

- Nabelchakra > Magendruck, Sodbrennen, »flaues Gefühl« im Magen, Schmerzen im Oberbauch, Verdauungsbeschwerden
- Wurzelchakra > Verstopfung, Hämorrhoiden, Schmerzen im Enddarm- und Steißbeinbereich

Mantra »Sa Ta Na Ma«

Kombinieren Sie die Bewegungen mit einem Mantra und sagen oder denken Sie: »*Sa* (runter) – *Ta* (hoch) – *Na* (runter) – *Ma* (hoch).«

Bewegte Hocke

1 Stellen Sie sich in den »aufrechten Stand« (S. 18), verschränken Sie die Hände vor der Brust und drehen Sie die Handflächen nach vorne.

2 Einatmend gehen Sie in die Hocke, ausatmend stehen Sie wieder auf. Fügen Sie die Bewegungen dynamisch aneinander.

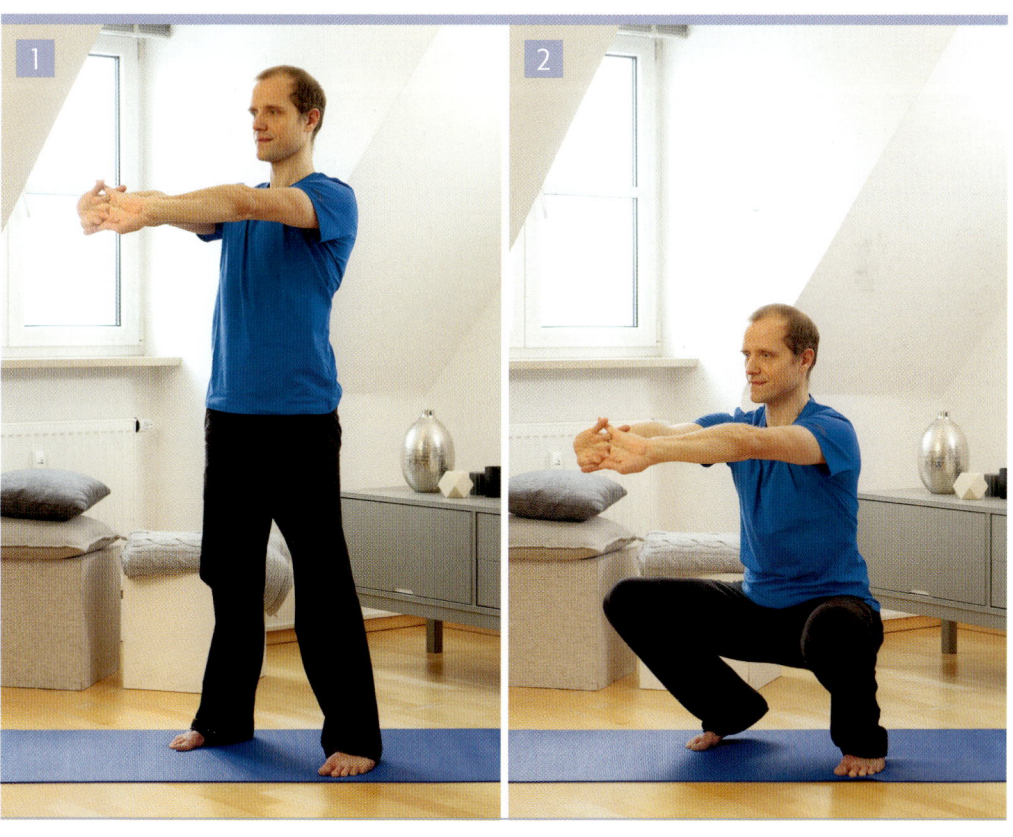

So wirkt die Übung bei Verdauungsproblemen

- weitet Dickdarm-, Dünndarm- und Dreifach-Erwärmer-Meridian
- stärkt folgende Testmuskeln: Oberschenkelbinderspanner (DI), Großen Brustmuskel (MA), Vierköpfigen Schenkelstrecker (DÜ), Kleinen Rundmuskel (3E) und Obergrätenmuskel (DG)
- aktiviert das Lendenwirbelsegment
- massiert Dünn- und Dickdarm
- regt die Verdauung an
- gleicht Nabel- und Wurzelchakra aus

Katzenstreckung

3 Legen Sie sich auf den Rücken. Strecken Sie beide Arme lang zur Seite aus, beide Hand-flächen zeigen nach oben. Das linke Bein legt sich angewinkelt über das gestreckte rechte Bein zur Seite. Atmen Sie lang und tief. Wechseln Sie nach einer Weile die Seiten.

So wirkt die Übung bei Verdauungsproblemen

- weitet den Magenmeridian
- aktiviert Brust- und Lendenwirbelsegment
- gleicht das Nabelchakra aus

TIPP Lassen Sie Ihr Bein nicht in der Luft hängen, das löst Verspannungen aus. Wenn Sie Schwierigkeiten haben, das angewinkelte Bein auf dem Boden abzulegen, unterfüttern Sie Ihr Knie mit einem oder mehreren Kissen.

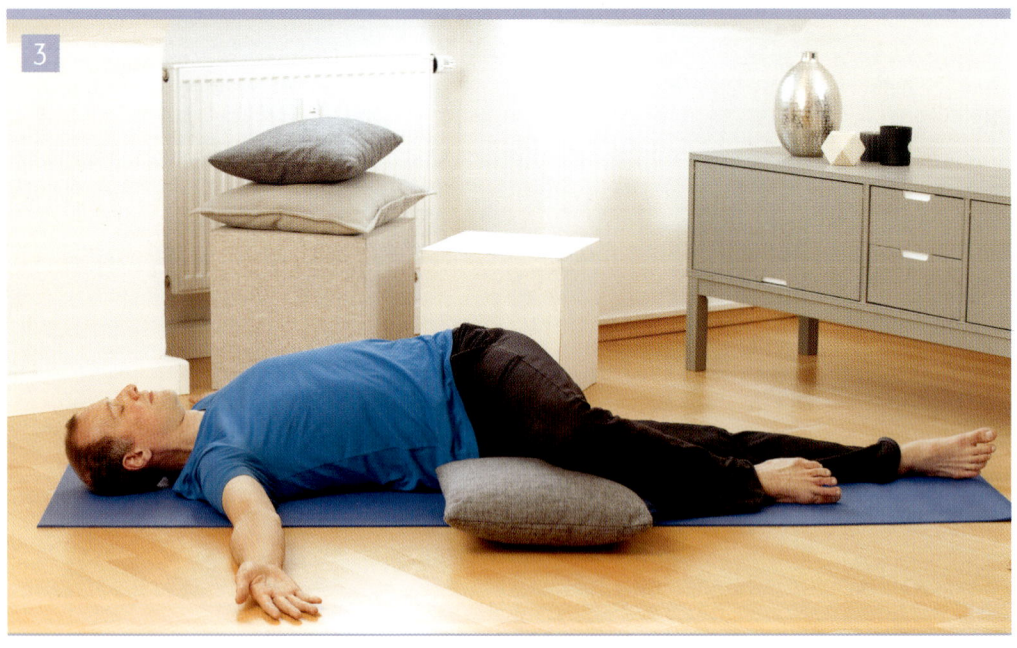

3

Sphinx

4 Legen Sie sich auf den Bauch. Stützen Sie sich mit verschränkten Armen auf und drücken Sie jeweils mit dem Zeigefinger am Oberarm am äußeren Ende der Ellbogenfalte den Akupressurpunkt DI 11. Treten Sie sich nun abwechselnd mit den Füßen fest in Richtung Gesäß. Mit jedem Fußtritt atmen Sie kurz aus. Wiederholen Sie die Bewegungen.

Variante
Legen Sie die Hände flach auf den Boden unter die Schultern. Schieben Sie den Kopf nach vorne und ziehen Sie die Schulterblätter nach hinten. Aktivieren Sie den Bauchnabel Richtung Wirbelsäule und heben Sie den Kopf so weit, wie es noch angenehm ist, nach hinten. Die Füße bleiben auf dem Boden.

So wirkt die Übung bei Verdauungsproblemen
- weitet das Dienergefäß und den Magenmeridian
- drückt den Akupressurpunkt DI 11
- aktiviert Brust- und Lendenwirbelsegment
- massiert Dünn- und Dickdarm
- gleicht das Nabelchakra aus

Verdauungs-Tipps

- essen Sie frische, naturbelassene und ballaststoffreiche Kost
- kauen Sie langsam und bewusst, das entlastet den Magen
- trinken Sie viel, bewegen Sie sich häufig

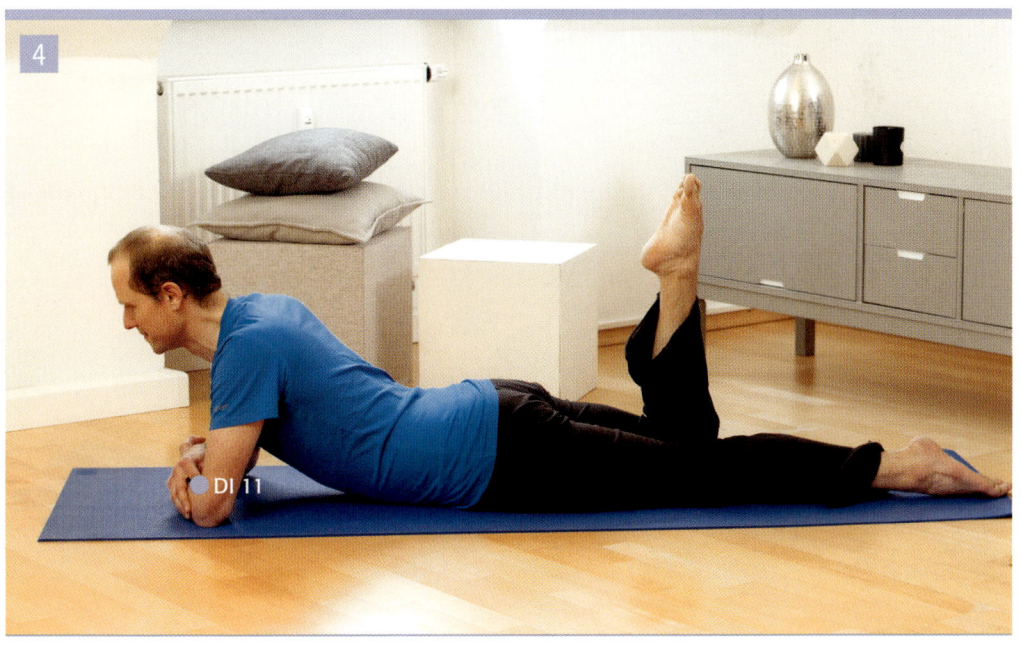

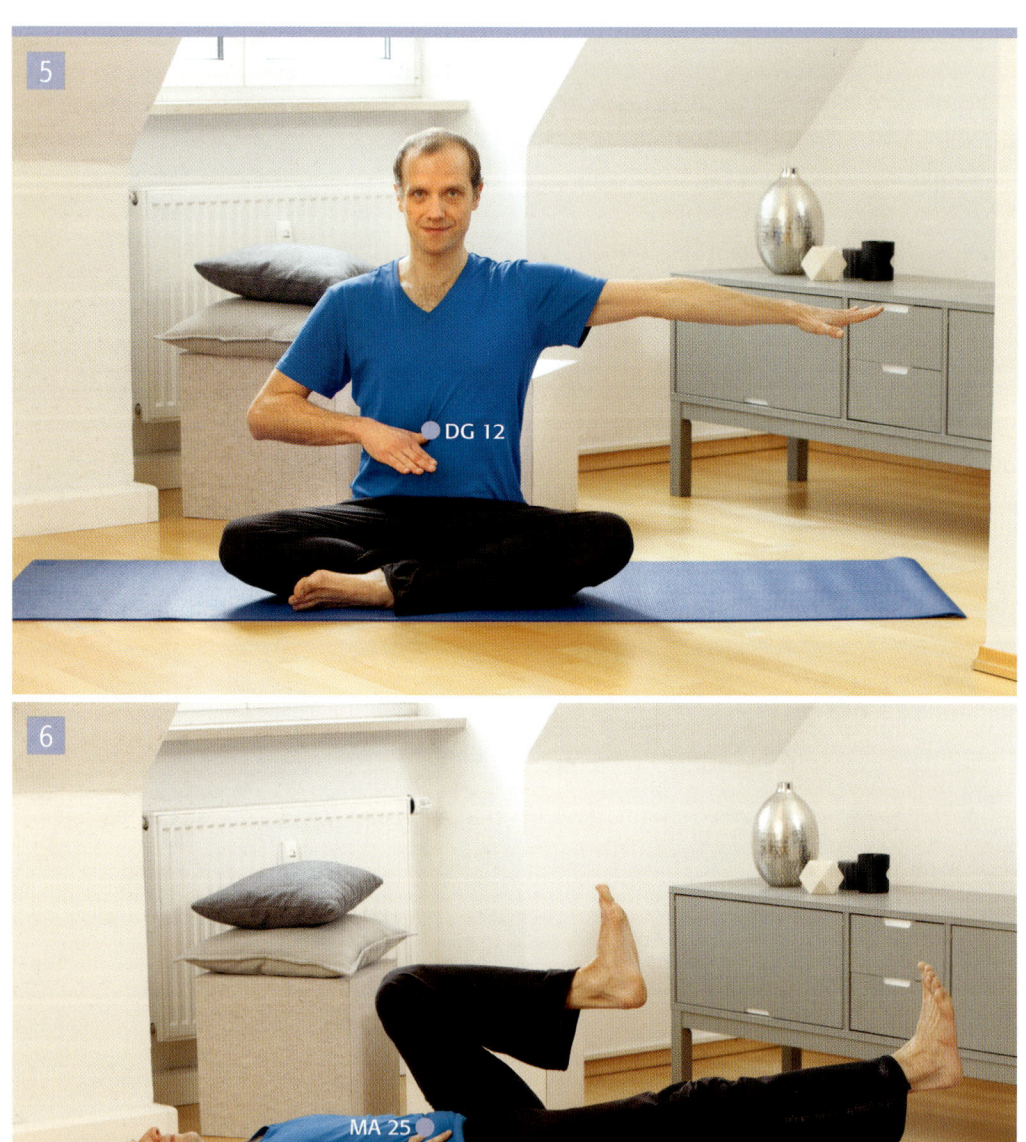

Herzöffner, Variante »einfache Haltung« und Akupressurpunkt

5 Setzen Sie sich in die »einfache Haltung« (S. 18). Heben Sie die Arme auf Brusthöhe, Handflächen zeigen nach unten. Die Daumen drücken vier Fingerbreit über dem Nabel auf der Mittellinie des Körpers den Akupressurpunkt DG 12. Schwingen Sie abwechselnd einen Arm kraftvoll zur Seite und zurück. Wiederholen Sie die Bewegungen.

So wirkt die Übung bei Verdauungsproblemen

- stärkt folgende Testmuskeln: Großen Brustmuskel (MA), Kleinen Rundmuskel (3E) und Obergrätenmuskel (DG)
- drückt den Akupressurpunkt DG 12
- aktiviert das Brustwirbelsegment

Yogisches Radfahren

6 Legen Sie sich auf den Rücken, greifen Sie sich in die Taille und drücken Sie drei Fingerbreit neben dem Nabel auf den Akupressurpunkt MA 25 in den Bauch. Ziehen Sie einatmend abwechselnd die Knie zur Brust. Ausatmend schiebt die jeweilige Ferse ein imaginäres Gewicht vom Körper weg. Wiederholen Sie die Bewegungen.

So wirkt die Übung bei Verdauungsproblemen

- stärkt folgende Testmuskeln: Oberschenkelbinderspanner (DI) und Vierköpfigen Schenkelstrecker (DÜ)
- drückt den Akupressurpunkt MA 25

- massiert Magen, Dünn- und Dickdarm
- gleicht Nabel- und Wurzelchakra aus

Mushti-Mudra

7 Nehmen Sie eine aufrechte Körperhaltung ein. Ballen Sie beide Hände zu Fäusten, die Daumen liegen außen, sodass sie über die Finger reichen. Atmen Sie lang und tief und verweilen Sie einige Zeit in dieser Haltung.

So wirkt die Übung bei Verdauungsproblemen

- stimuliert die Handreflexzonen für alle Verdauungsorgane

SOS-Tipp: Fingermassage

> **bei Durchfall:** Massieren Sie den Zeigefinger von der Wurzel zur Spitze.
> **bei Verstopfung:** Massieren Sie den Zeigefinger von der Spitze zur Wurzel.

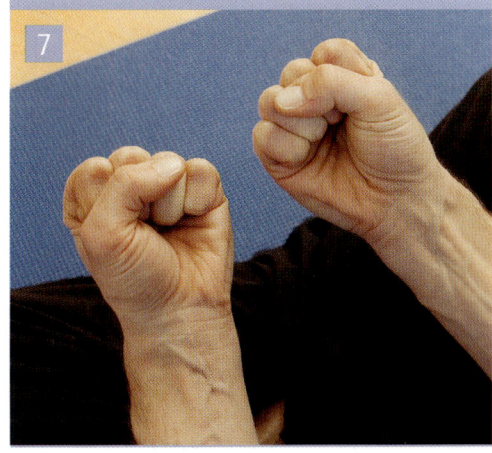

Gewichtsprobleme > schlanke Figur

Das Körpergewicht regelt sich nach dem Verhältnis von Nahrung zu Bewegung.

Ein gesunder Körper braucht sowohl eine ausgewogene Ernährung als auch regelmäßige Bewegung. Eine schlanke Figur kann über folgende Ebenen unterstützt werden:

Meridiane

- Gallenblase (GB) > Festhalten an alten Mustern, ungenügende Fettverdauung, die zu Verstopfung, Durchfall oder verfärbten Stuhl führt, schnelle Gewichtszunahme auch bei fettreduzierter Ernährung, Abneigung gegen fettes Essen
- Leber (LE) > Suchtverhalten, Verlust von Leistungsfähigkeit und Durchhaltevermögen
- Lenkergefäß (LG) > Loslassen
- Milz-Pankreas-Meridian (MP) > sich überessen, ständig etwas naschen, zu schnell essen, sich nie satt fühlen

Akupressurpunkt

- LE 3 > Frustrationsgefühle, emotionaler Stress

Kinesiologische Testmuskeln

- Vorderer Deltamuskel (vom Schlüsselbein zum Oberarmknochen) > GB
- Großer Brustmuskel (vom Brustbein zum Oberarmknochen) > LE
- Großer Rundmuskel (vom Schulterblatt zum Oberarmknochen) > LG
- Breiter Rückenmuskel (von den Brust-, Lenden- und Kreuzwirbeln zum Oberarmknochen) > MP

Organzuordnung

- Leber
- Galle

Chakren

- Nabelchakra > Zweifel
- Wurzelchakra > Gefühl von Kraftlosigkeit, Verlorenheit, Ängste

Muskulär

- allgemeine Grundspannung der Muskulatur

Diagonal-Stretch

1 Legen Sie sich auf den Rücken. Strecken Sie den linken Arm lang hinter den Kopf aus, den rechten Arm zur Seite; beide Handflächen zeigen nach oben. Das linke Bein zieht quer über das rechte, gestreckte Bein. Atmen Sie lang und tief. Nach einer Weile wechseln Sie die Seiten.

So wirkt die Übung bei Gewichtsproblemen

- weitet Gallenblasen-, Leber- und Milz-Pankreas-Meridian
- massiert Leber und Galle
- gleicht Nabel- und Wurzelchakra aus

Rolle

2 Legen Sie sich auf den Rücken und umfassen Sie mit den Händen Ihre Beine. Rollen Sie auf der Wirbelsäule auf und ab. Schonen Sie den Halswirbelbereich, indem Sie beim Abrollen den Schultergürtel am Boden halten. Atmen Sie lang und tief. Wiederholen Sie die Bewegung.

So wirkt die Übung bei Gewichtsproblemen

- weitet das Lenkergefäß
- stärkt folgende Testmuskeln: Vorderen Deltamuskel (GB) und Großen Brustmuskel (LE)
- massiert Leber und Galle
- gleicht Nabel- und Wurzelchakra aus
- verteilt die gesamte Energie gleichmäßig

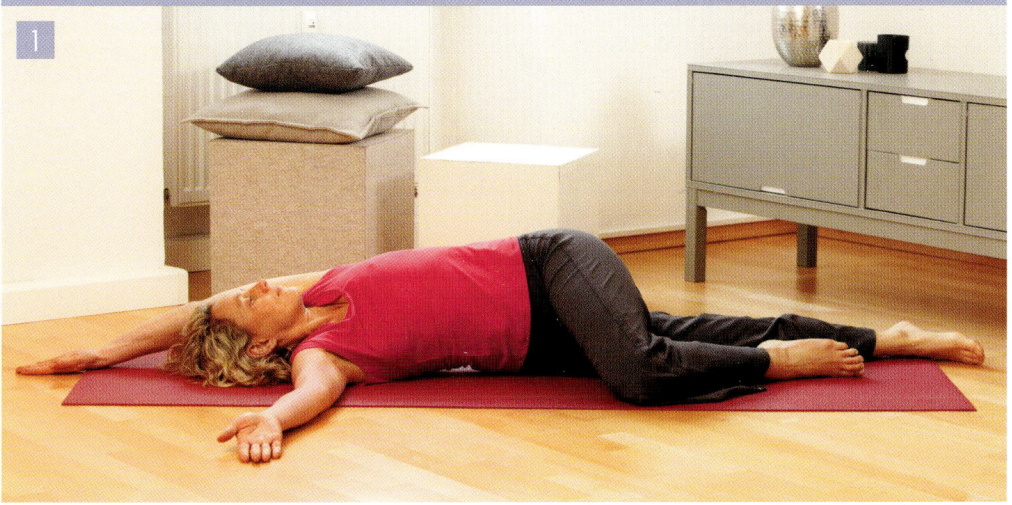

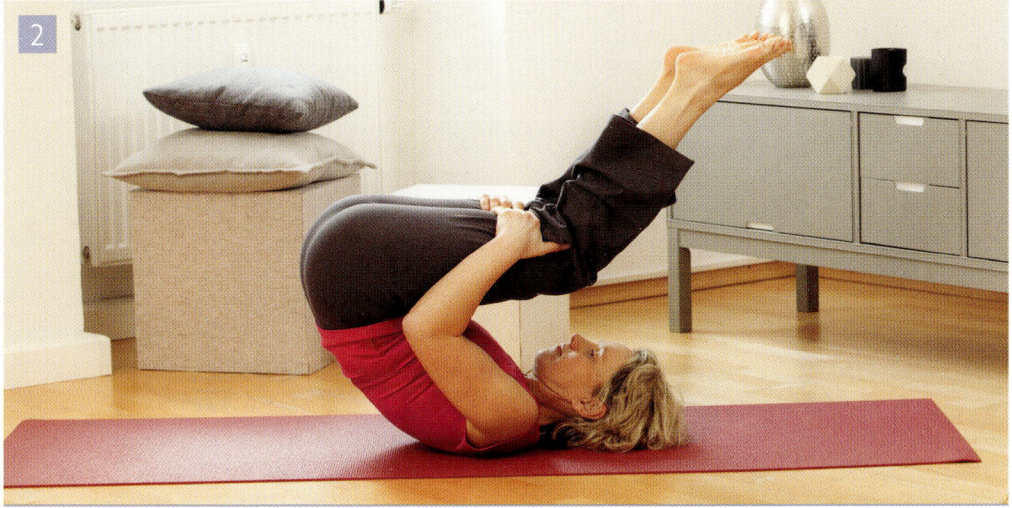

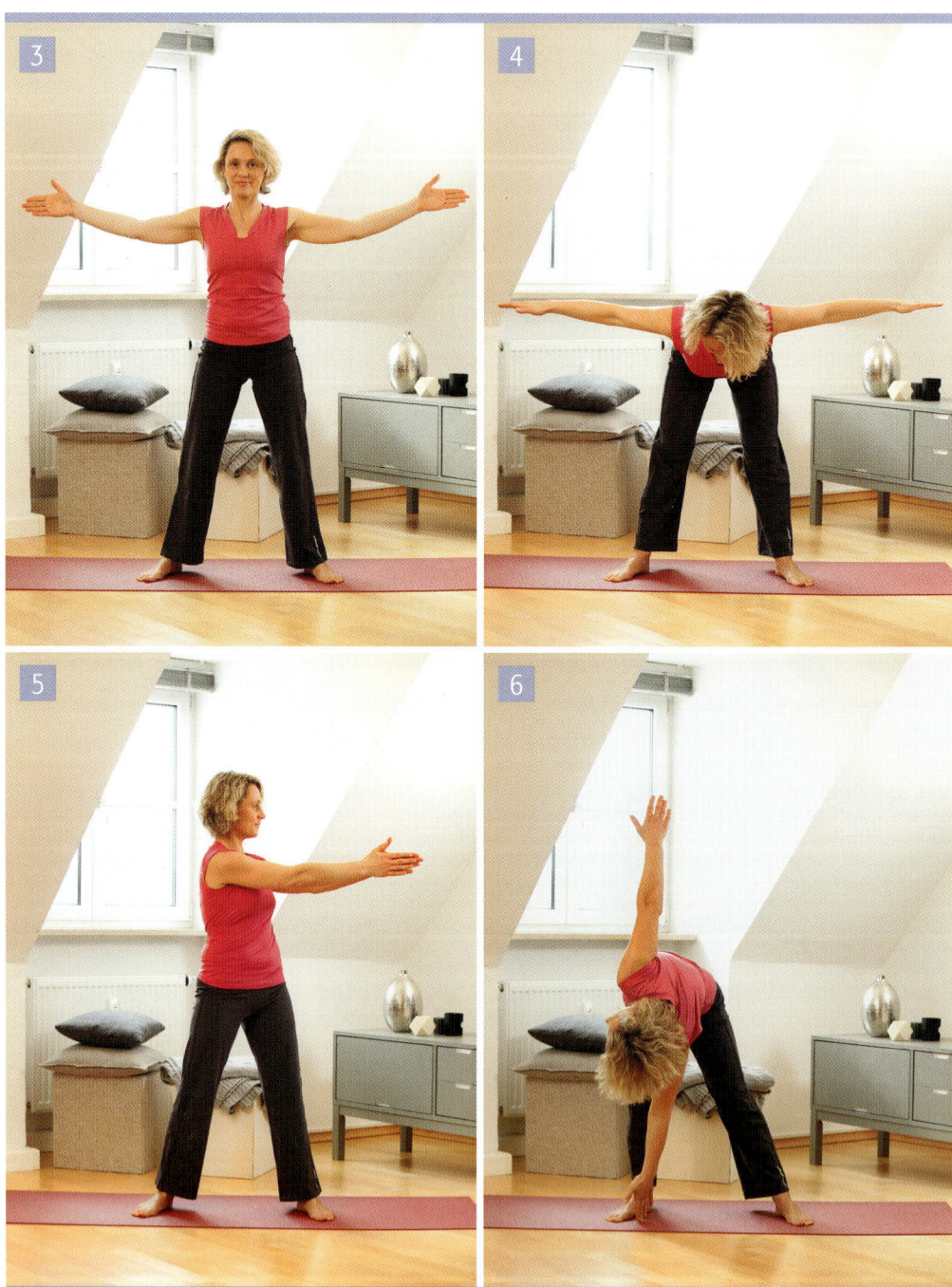

Windmühle

3 Stellen Sie sich aufrecht mit gegrätschten Beinen hin, strecken Sie die Arme auf Schulterhöhe zur Seite, die Handflächen zeigen nach vorne.

4 Beugen Sie Ihren Oberkörper so weit wie möglich nach vorne. Kommen Sie zurück in die Ausgangsstellung. Wiederholen Sie die Bewegung ein paar Mal.

5 Drehen Sie sich nach links und klatschen Sie mit der rechten Hand in die linke. Kommen Sie zurück in die Ausgangsstellung und wechseln Sie die Seite. Wiederholen Sie die Bewegungen ein paar Mal.

6 Strecken Sie die linke Hand zum rechten Bein und drücken Sie auf der Fußoberseite in der Vertiefung zwischen großem und zweitem Zeh den Akupressurpunkt LE 3. Der rechte Arm streckt zum Himmel. Kommen Sie zurück in die Ausgangsstellung und wechseln Sie die Seite. Wiederholen Sie die Bewegungen ein paar Mal.

Wiederholen Sie die ganze Bewegungsabfolge. Steigern Sie sich.

So wirkt die Übung bei Gewichtsproblemen
- weitet das Lenkergefäß
- stärkt folgende Testmuskeln: Vorderen Deltamuskel (GB), Großen Brustmuskel (LE) und Großen Rundmuskel (LG)
- drückt den Akupressurpunkt LE 3
- massiert Leber und Galle

- gleicht Nabel- und Wurzelchakra aus
- trainiert die allgemeine Grundspannung der Muskulatur
- bringt den Stoffwechsel in Schwung
- kurbelt die Verdauung an

SOS-Tipp: Heißhunger

Nehmen Sie eine aufrechte Körperhaltung ein. Drücken Sie 15 bis 20 Sekunden mit dem Zeigefinger auf den Akupressurpunkt LG 26 zwischen Nase und Oberlippe.

So wirkt die Übung gegen Heißhunger
- stimuliert den Akupressurpunkt LG 26; das wirkt direkt auf das Appetitzentrum des Gehirns und bremst den Heißhunger

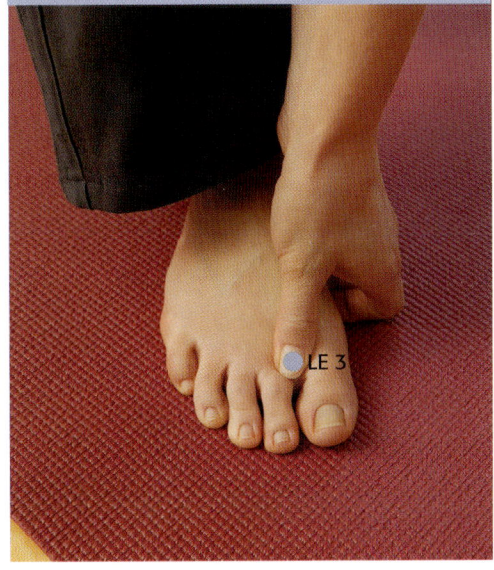

Akupressurpunkt LE 3 (Frustration, Stess)

Mudra zum Diäthalten

7 Nehmen Sie eine aufrechte Körperhaltung ein. Strecken Sie die Arme auf Brusthöhe nach vorne aus, die Handflächen zeigen leicht gewölbt nach oben.

8 Führen Sie Ihre Arme ganz langsam so weit wie möglich zur Seite und ebenso langsam zurück nach vorne, bis sich die Handkanten fast berühren. Schließen Sie die Augen. Atmen Sie lang und tief. Wiederholen Sie die Bewegungen.

Anschließend halten Sie Ihre Handflächen mit circa 10 Zentimeter Abstand zueinander vor Ihren Körper und visualisieren Sie eine Energiekugel.

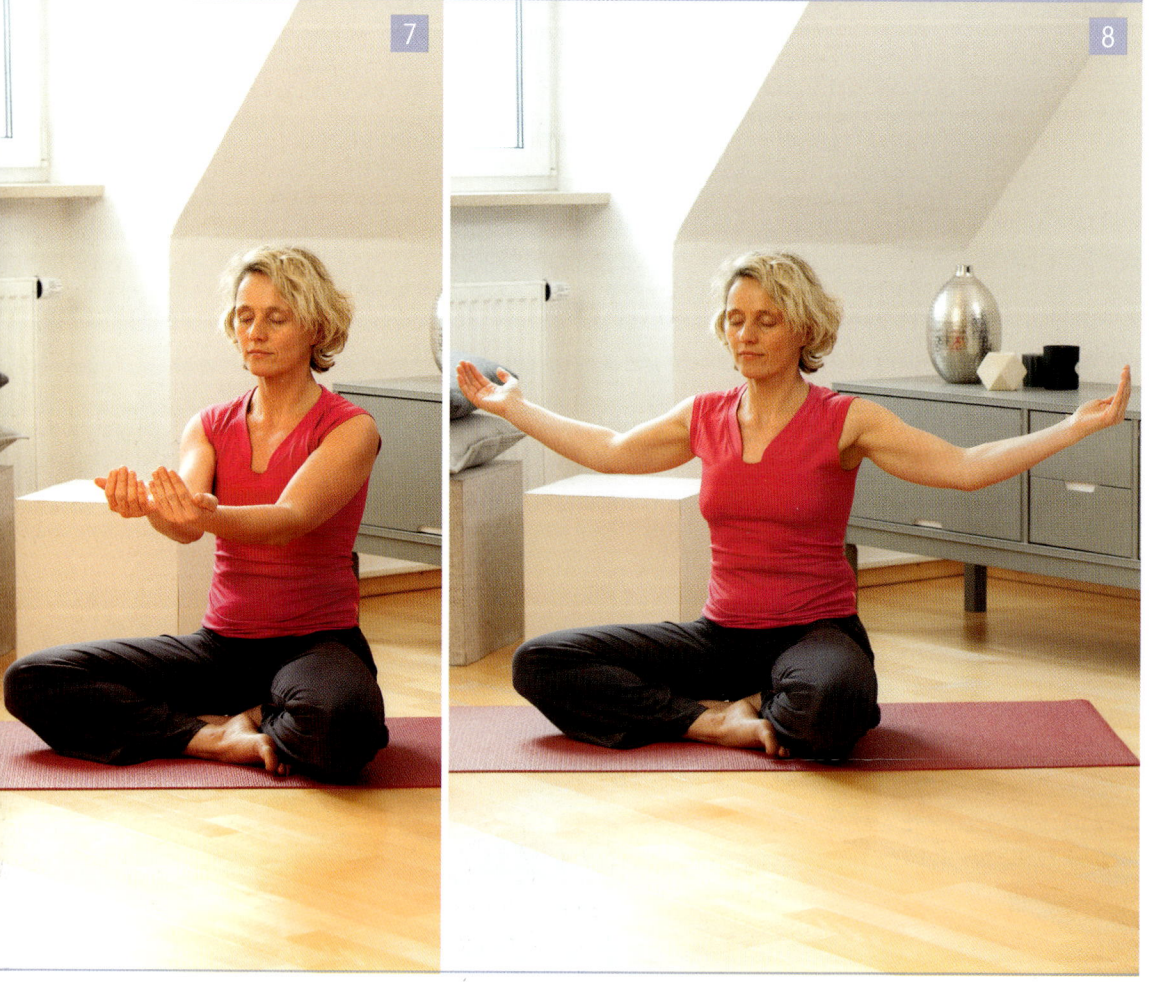

So wirkt die Übung bei Gewichts-problemen

- stärkt folgende Testmuskeln: Vorderen Deltamuskel (GB), Großen Brustmuskel (LE), Großen Rundmuskel (LG) und Breiten Rückenmuskel (MP)
- stärkt das elektromagnetische Feld
- man bezieht Energie aus dem Universum, daher muss man seltener essen
- gleicht Wurzel- und Nabelchakra aus

Trinken Sie!

Am besten warmes Wasser oder Kräuter-tee. Trinken Sie mit Muße und in kleinen Schlucken, das füllt den Magen, erleichtert die Verdauung und befreit den Körper von Giftstoffen.

Diät-Tee für eine schlanke Figur

500 g Kreuzkümmel
30 g Tamarinde
1 Prise schwarzes Salz (Schwefelsalz)
1 Zitrone
1 Prise schwarzen Pfeffer (optional)
einige Pfefferminzblätter

Alle Zutaten mit 1½ Litern Wasser aufkochen und 4–5 Stunden köcheln lassen. Sie können den Tee entweder heiß oder kalt trinken. Diesen Tee können Sie in großen Mengen vorkochen und im Kühlschrank bis zu einer Woche lagern. Trinken Sie zwei bis drei Glä-ser pro Tag.

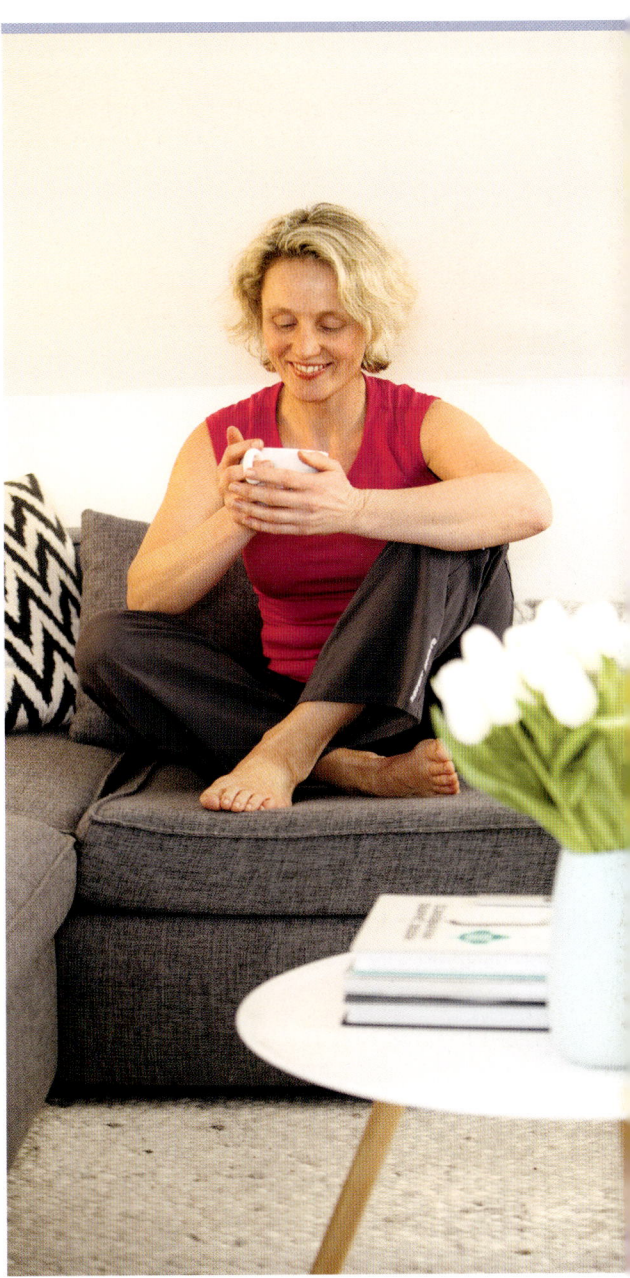

Nehmen Sie sich ganz bewusst Zeit für Ihre Ernährung, damit der Körper Muße zur Verdauung hat.

Rückenbeschwerden > starkes Kreuz

Rückenbeschwerden kennt nahezu jeder, die Ursachen sind in Fehlhaltungen und einseitigen Belastungen im Alltag zu finden. Es empfiehlt sich, eine ausgleichende Gymnastik zu machen und die Rückenmuskulatur für die Anforderungen zu stärken. Ein gesundes Rückentraining schließt die Kräftigung von Bauch- und Beckenbodenmuskeln mit ein und mobilisiert die Wirbelsäule. Ein starkes Kreuz kann über folgende Ebenen erreicht werden:

Meridiane

- Blasenmeridian (BL) > Schmerzen zwischen den Schulterblättern, Rückenverspannungen, Probleme, sich nach hinten zu biegen, Ischias- und Kreuzschmerzen
- Dienergefäß (DG) > Schmerzen im Becken- und Brustkorbbereich

Akupressurpunkt

- BL 60 > Wirbelsäulenbeschwerden, Verkrampfungen

Kinesiologische Testmuskeln

- Wadenbeinmuskel (von Schien- und Wadenbein zum Fußmittelknochen) > BL
- Obergrätenmuskel (vom Schulterblatt zum Oberarmknochen) > DG

Spinalnervensystem

Lendenwirbelsegment:

- LW 4 > Ischias, Lumbago, Rückenschmerzen

Chakra

- Sexualchakra > Rückenbeschwerden im Kreuzbein- und Iliosakralgelenkbereich

Muskulär

- Haltemuskulatur
- Rückenmuskulatur
- Bauchmuskulatur
- Beckenbodenmuskulatur

Rumpfhängen

1 Stellen Sie sich in den »aufrechten Stand« (S. 18), die Beine sind durchgestreckt. Rollen Sie Ihren Rumpf Wirbel für Wirbel Richtung Boden. Wenn möglich, umfassen Sie die Füße mit den Zeigefingern am Außenfuß (hinter dem oberen Knöchelende, in einer Vertiefung zwischen zwei Sehnen am Akupressurpunkt BL 60). Atmen Sie lang und tief und verweilen Sie einige Zeit in dieser Haltung. Heben Sie dabei im Wechsel Ihre Fersen an. Wiederholen Sie die Fußbewegungen. Rollen Sie sich Wirbel für Wirbel wieder in den »aufrechten Stand«.

So wirkt die Übung gegen Rückenbeschwerden

- weitet den Blasenmeridian
- drückt den Akupressurpunkt BL 60
- gleicht das Sexualchakra aus
- entlastet die Rückenmuskulatur

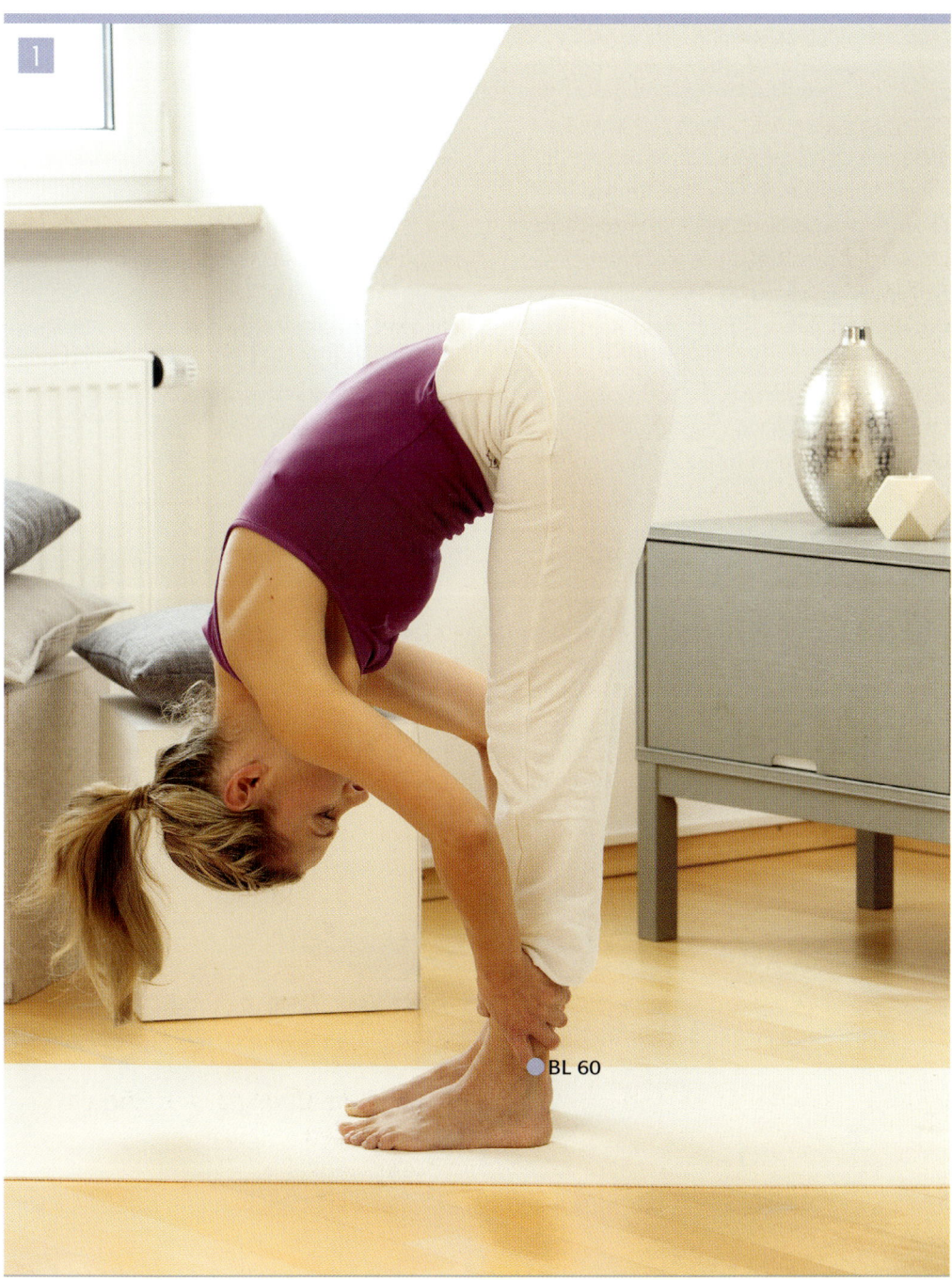

BL 60

Set für die Wirbelsäule

2 Setzen Sie sich in die »einfache Haltung« (S. 18) und greifen Sie Ihre Fußgelenke am Außenfuß hinter dem oberen Knöchelende, in einer Vertiefung zwischen zwei Sehnen am Akupressurpunkt BL 60 (s. S. 119). Einatmend drücken Sie die Wirbelsäule nach vorne und ziehen den Brustkorb vor, der Kopf bleibt über dem Becken.

3 Ausatmend rollen Sie die Wirbelsäule nach hinten, der Kopf bleibt über dem Becken. Wiederholen Sie die Bewegungen.

4 Setzen Sie sich in die »einfache Haltung« (S. 18) und halten Sie mit den Händen die Schultern fest, die Finger nach vorne, die Daumen nach hinten. Einatmend drehen Sie sich nach rechts, ausatmend nach links. Wieder-

holen Sie die Bewegungen und finden Sie Ihre eigene Dynamik.

5 Setzen Sie sich in die »einfache Haltung« (S. 18) und halten Sie die Hände im Bärengriff (die Finger beider Hände verhaken ineinander) vor dem Herzzentrum. Wippen Sie mit den Ellbogen auf und ab. Einatmend heben Sie den linken Ellbogen, ausatmend heben Sie den rechten Ellbogen. Wiederholen Sie die Bewegungen. Abschließend atmen Sie aus und ziehen die Arme kräftig auseinander, die Finger sind fest ineinander verkrallt.

6 Setzen Sie sich in die »einfache Haltung« (S. 18) und legen Sie die Hände entspannt auf die Knie. Ziehen Sie im Wechsel jeweils eine Schulter hoch und die andere runter. Einatmend hebt sich die linke Schulter, ausatmend die rechte. Wiederholen Sie die Bewegungen.

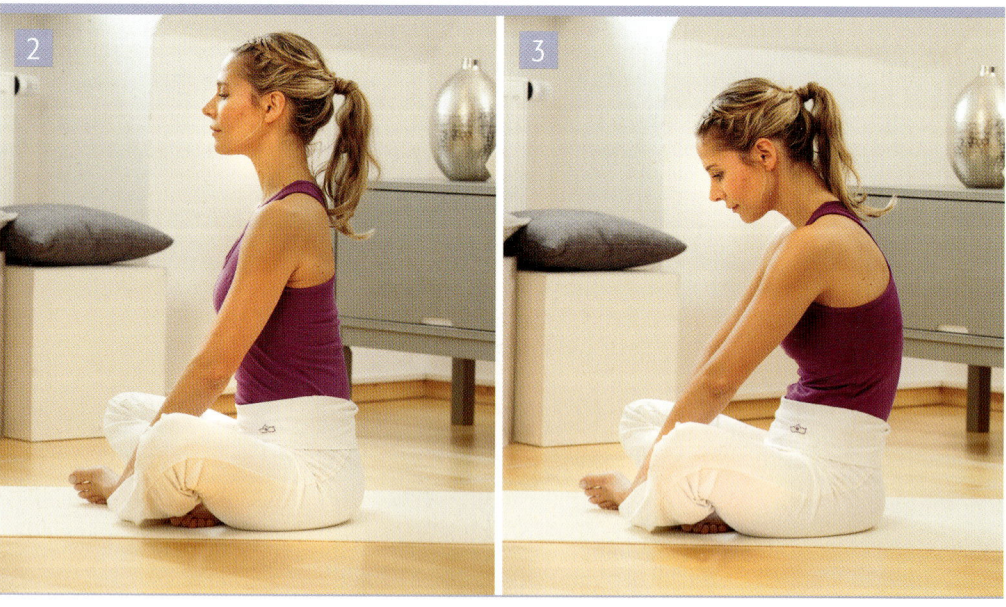

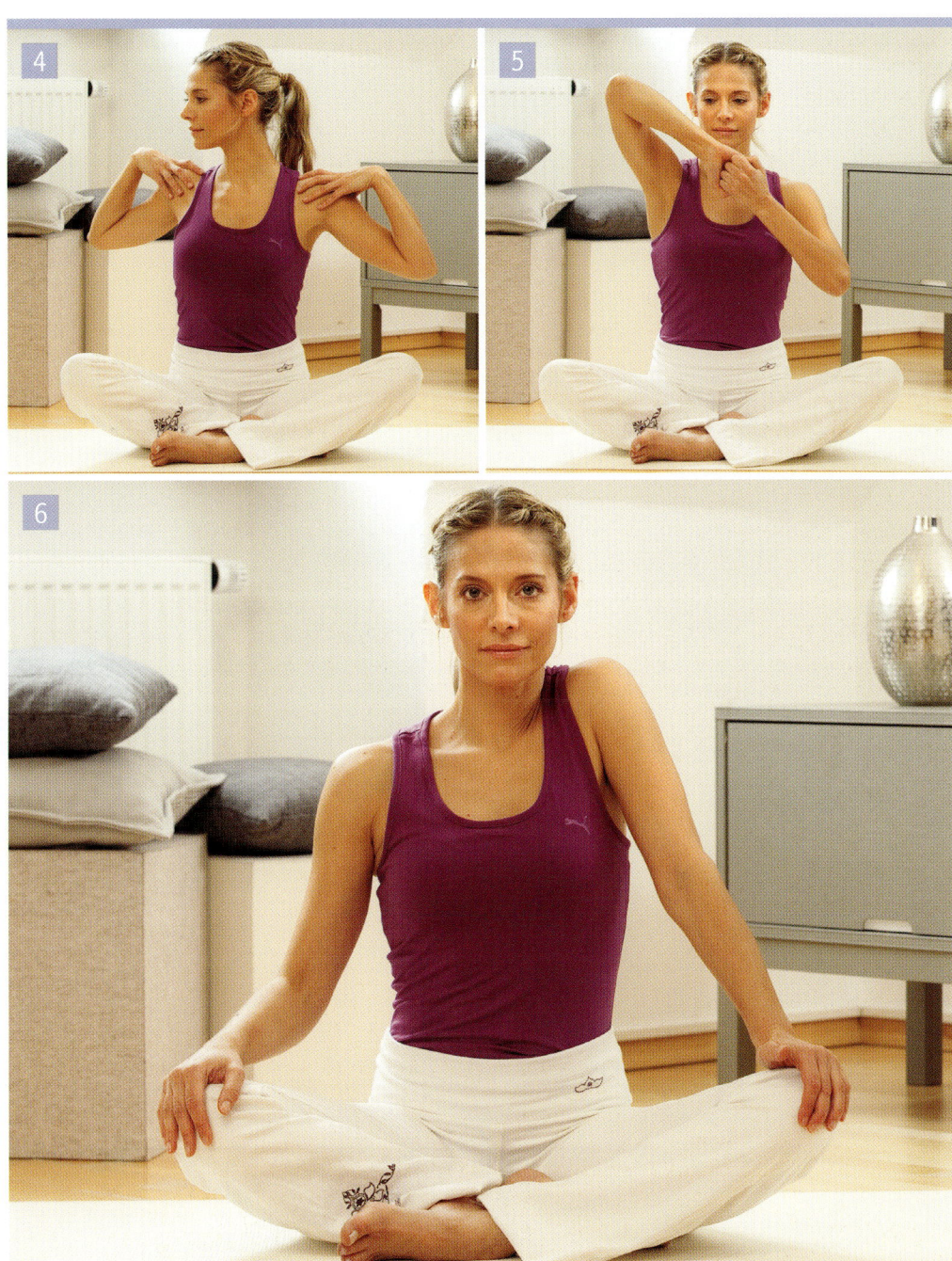

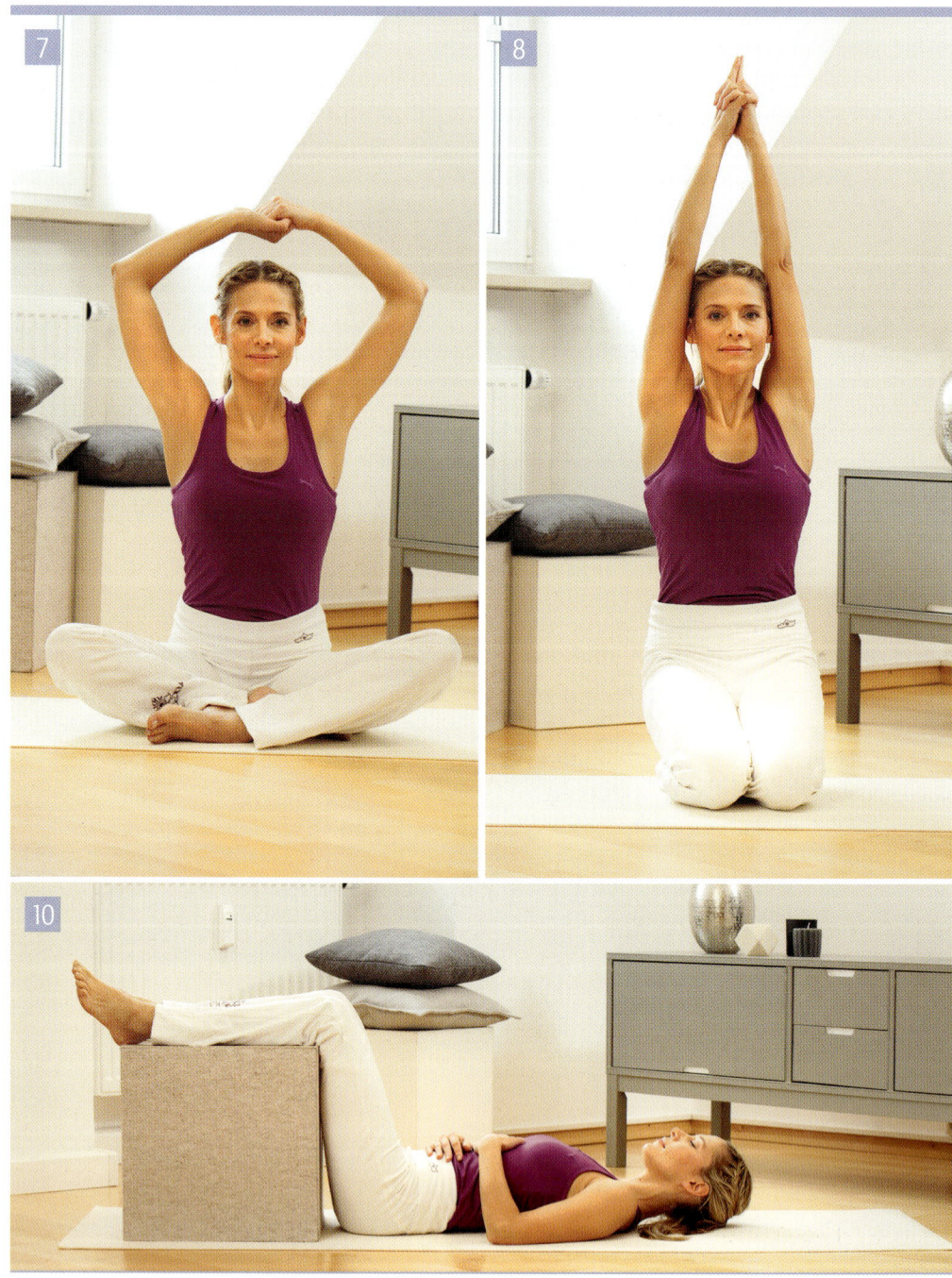

7 Setzen Sie sich in die »einfache Haltung« (S. 18) und halten Sie die Arme im Bärengriff (die Finger beider Hände verhaken ineinander) auf Halshöhe. Einatmend heben Sie die Hände im Bärengriff über den Kopf, ausatmend senken Sie die Hände zurück auf Halshöhe. Wiederholen Sie die Bewegungen.

8 Setzen Sie sich in den »Fersensitz« (S. 18) und strecken Sie die Arme über den Kopf. Verschränken Sie alle Finger außer den Zeigefingern, die ausgestreckt nach oben weisen. Sagen Sie »Sat« (= Wahrheit) und ziehen Sie Beckenboden und Bauchnabel nach innen, sagen Sie »Nam« (= Name, Identität) und lassen Sie ihn wieder los.

Wiederholen Sie die Bewegungen. Abschließend atmen Sie ein und pressen die Energie vom unteren Teil der Wirbelsäule bis zur Schädeldecke, indem Sie Ihre Beckenboden- und Bauchmuskulatur anspannen. Atmen Sie mit einem »Kanonenschuss« aus. Wiederholen Sie diesen Abschlussatem noch 2 Mal. Legen Sie sich auf den Rücken und entspannen Sie für eine Weile.

So wirkt die Übung gegen Rückenbeschwerden

- weitet das Dienergefäß
- drückt den Akupressurpunkt BL 60
- stärkt folgenden Testmuskel: Obergrätenmuskel (DG)
- aktiviert das Lendenwirbelsegment
- mobilisiert die Wirbelsäule
- gleicht das Sexualchakra aus
- trainiert Halte-, Rücken-, Bauch- und Beckenbodenmuskulatur

Mudra für den Rücken

9 Nehmen Sie eine aufrechte Körperhaltung ein. Legen Sie in der rechten Hand Daumen, Mittel- und kleinen Finger zusammen, Zeige- und Ringfinger sind gestreckt.

Legen Sie in der linken Hand das obere Daumenglied auf den Zeigefingernagel. Atmen Sie lang und tief und verweilen Sie einige Zeit in dieser Haltung.

So wirkt die Übung gegen Rückenbeschwerden

- entspannt die Wirbelsäule und Ihre Muskulatur

SOS-Tipp: Rückenentlastende Stellung

10 Legen Sie sich auf den Rücken und heben Sie die Beine im 90°-Winkel auf einen Stuhl. Halten Sie dabei das Kinn etwas angezogen, damit der Nacken lang gedehnt ist. Atmen Sie lang und tief und verweilen Sie einige Zeit in dieser Haltung.

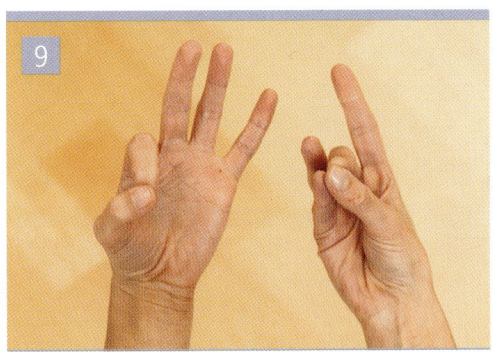

Beschwerdenverzeichnis

Übungsverzeichnis

Adressen, die Ihnen weiterhelfen

Yogatherapie (Therapeuten und Ausbildung)

3H Organisation
Heinrich-Barth-Str.1
20146 Hamburg
Tel. 040/479099
www.3HO.de
www.yoga-als-Therapie.de

Deutsche Paracelsus Schulen
für Naturheilverfahren GmbH
Pastor-Klein-Str. 17
56073 Koblenz
Tel. 0261/95252-0
www.paracelsus.de

Yoga Vidya Bad Meinberg
Yogaweg 7
32805 Horn-Bad Meinberg
Tel. 05234/87-0
www-yoga-vidya.de

Miriam Wessels
Woltersstraße 29
22453 Hamburg
040/51493632
www.MiriamWessels.de

So finden Sie die Akupressurpunkte:

www.akupunkturpunkte-finden.de

(Eine Übersicht über alle wichtigen Akupunkturpunkte)

Literaturverzeichnis

Hager, Eva, Larsen, Christian und Christiane Wolff: Medical Yoga: Anatomisch richtig üben. Stuttgart 2012.

Long, Ray: Yoga-Anatomie 3D (Band 1) – Die wichtigsten Muskeln. München 2010.

Long, Ray: Yoga-Anatomie 3D (Band 2) – Die Haltungen. München 2011.

Mießner, Wolfgang, Zylla, Amiena: Yoga Schritt für Schritt. München 2009.

Moriabadi, Uschi: Für Yoga ist es nie zu spät. München 2009.

Noh, Barbra, Witt, Ute: Yoga – Körper und Seele im Einklang. München 2011.

Oellerich, Heike, Wessels, Miriam: Kundalini-Yoga. München 2010.

Röcker, Anne E.: Atlas des ganzheitlichen Heilens – Meridiane, Akupunktur- und Akupressurpunkte, Chakras, Fuß- und Handreflexpunkte. München 2012.

Singh, Satya: Das Kundalini-Yoga-Handbuch – Für Gesundheit von Körper, Geist und Seele. Berlin 2004.

Wessels, Miriam, Oellerich, Heike: Wellness-Yoga für Schwangere. München 2006.

Wessels, Miriam, Oellerich, Heike: Yoga für den Bauch. München 2007.

Über die Autorinnen

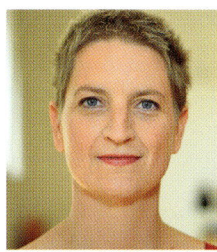

Miriam Wessels entdeckte während ihres klassischen Sportstudiums ganzheitliche Bewegungsformen im Allgemeinen und Yoga im Speziellen. Sie ist Heilpraktikerin, Rückenschullehrerin, Ausbilderin für Yogalehrer und -therapeuten für Kinder, Jugendliche + Erwachsene mit Schwerpunkt »Kundalini Yoga«. Miriam Wessels hat Bewegungskonzepte wie »Bauch-Yoga«, »Yogadancing« und »mantra moves« entwickelt.

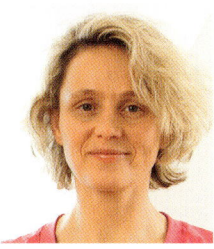

Heike Oellerich hat jahrelange Erfahrung als Trainerin im Bereich Gesundheitssport. Sie arbeitet als Referentin in der Trainer-Weiterbildung und DTB-Ausbilderin für Beckenboden-Kursleiter. Als freie Autorin schreibt sie besonders über Themen wie Yoga, Beckenbodentraining, Sport in und nach der Schwangerschaft und entwickelt neue Bewegungskonzepte wie »Bauch-Yoga« und »Carpeting«.

Dank
Ein besonderer Dank geht an unsere Models Kathrin Thierfelder und Michael Zirnstein.

Impressum

Bibliografische Information der Deutschen Nationalbibliothek

Die Deutsche Nationalbibliothek verzeichnet diese Publikation in der Deutschen Nationalbibliografie; detaillierte bibliografische Daten sind im Internet über http://dnb.d-nb.de abrufbar.

BLV Buchverlag
GmbH & Co. KG

80797 München

© 2013 BLV Buchverlag GmbH & Co. KG, München

Bildnachweis: Alle Bilder von Ulli Seer
Grafiken: Jörg Mair: S. 12, 13, 14, 15, 16
Gisela Rüger: S. 31

Umschlaggestaltung: Kochan & Partner, München

Umschlagfotos: Ulli Seer

Lektorat: Sarah Weiß, Janina Beckmann
Herstellung: Angelika Tröger
Layoutkonzept Innenteil: Kochan & Partner, München
DTP: Satz+Layout Fruth GmbH, München

Gedruckt auf chlorfrei gebleichtem Papier

Printed in Germany
ISBN 978-3-8354-1164-7

Hinweis
Das vorliegende Buch wurde sorgfältig erarbeitet. Dennoch erfolgen alle Angaben ohne Gewähr. Weder Autorinnen noch Verlag können für eventuelle Nachteile oder Schäden, die aus den im Buch vorgestellten Informationen resultieren, eine Haftung übernehmen.

Entspannen und loslassen…

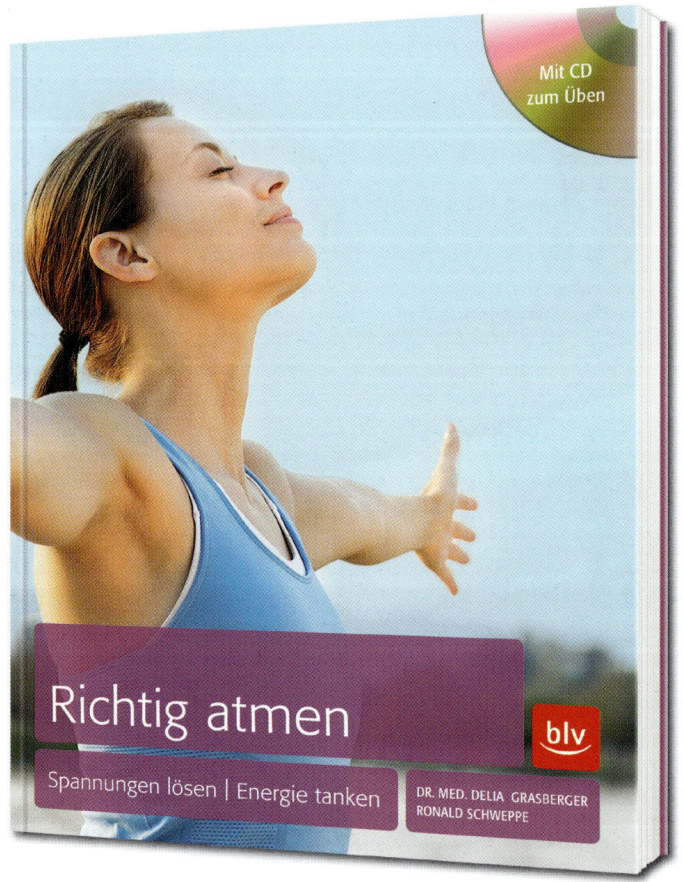

Delia Grasberger/Ronald Schweppe
Richtig atmen
Gelassenheit finden, Stress abbauen, den Atem wieder frei
fließen lassen: einfache Übungen, die überall ausgeführt werden
können · Atemmeditation, Tief- und Wechselatmung, Vokal-
Vibrationen, Fantasiereise, 2-Minuten-Entspannung und vieles
mehr · Mit Übungs-CD (Spieldauer: rund 50 Minuten).
ISBN 978-3-8354-1038-1